평생 병 없이, 약 없이 건강한 몸으로 사는 관리 노하우

해독요법

박정이 지음

모아북스
MOABOOKS

당신의 몸은
매일매일
창궐하는 독소에
시달리고 있다.

독소는 당신을 둘러싼
공기, 물, 땅, 생활습관, 음식, 약에서도 온다.

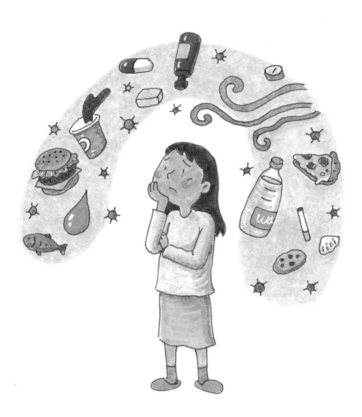

상습적인 고질병과
약으로도 낫지 않는 병,
원인불명이거나
스트레스성 질환은
모두 몸속 독소에서 온다.

면역질환, 아토피, 두통, 과민성대장증후군, 위궤양,
만성변비, 불면증, 우울증, 수면장애 대사성질환,
혈관질환, 심장질환만성피로, 관절통증, 신장병,
성인여드름, 비만 등

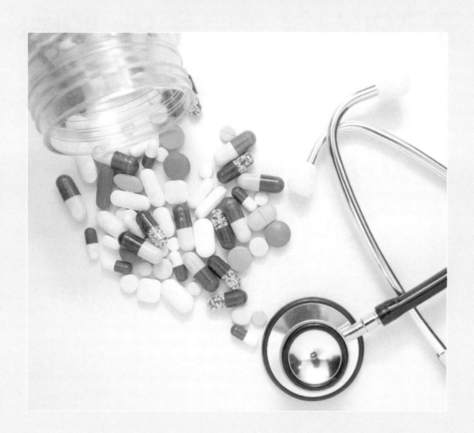

여기에 독소를 해독하기 위한 궁극의 실천 방법을 안내한다. 해독의 원리를 제대로 이해한다면 당신의 몸도 갓 태어난 아기처럼 치유력을 되찾을 수 있다.

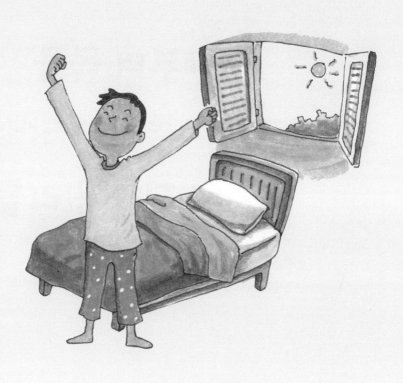

이제부터 독을
제대로 해독하는 방법과
건강의 진짜 원리를
이야기하겠다.

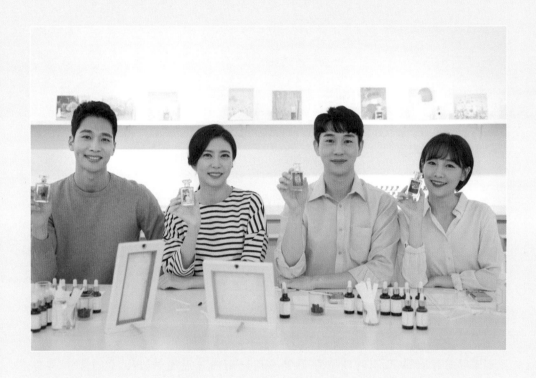

건강하게 오래 살고 싶다면
해독 프로그램을 만나야 합니다!

1. 우리는 지금 이 순간에도 독소와 전쟁 중

- 만성피로에 시달리고 있어요.
- 병원에 가서 검사해보면 스트레스성이라고 해요.
- 아토피 때문에 10년간 약을 복용했지만 낫지 않아요.
- 늘 몸이 무겁고 속이 안 좋아요.
- 두통약을 달고 살아요.
- 다이어트에 실패하고 살이 계속 쪄요.

이처럼 현대인은 온갖 질환에 시달리고 있다.

질병의 종류도 많고, 거의 대부분 '만성' 이라는 단어가 앞에 붙는다. '원인불명' 혹은 '스트레스성, 신경성' 이라는 말도 동반한다.

아이러니하게도 현대인만큼 건강에 관심 많은 세대도 없었다.

먹거리가 넘쳐나기도 하거니와, 수백 수천 가지 식품, 영양제, 유기농 식품에 대한 정보가 너무나도 많다. 수천 가지 다이어트 방법과 식이요법이 최신 트렌드로 떠올라 너도 나도 따라 한다.

의약품도 발전에 발전을 거듭했다. 의사들은 부작용은 적고 효과는 크다는 새로운 약들을 끊임없이 권유하고 처방해준다. 전 세계 제약회사들은 일찍이 경제와 권력의 중심에 선 지 오래 되었다.

그럼에도 불구하고 현대인이 질병에 시달리게 하는 요소는 예전에 비해 너무나도 많아졌다. 수백 년 전의 인류와 현대의 인류의 체성분을 분석해본다면 매우 다른 결과가 나올 것이다. 원인은 헤아릴 수 없이 많다.

대도시뿐만 아니라 이제는 시골에서도 사시사철 먼 곳에서 기류를 타고 날아온 미세먼지와 황사로 오염된 공기를 마신다. 이 먼지 속에는 온갖 중금속이 섞여 있다.

물과 토양이 오염된 지는 이미 오래 되었다. 매일 먹는 음식 중에 수백 가지 화학첨가물이 들어 있지 않은 음식을 먹기란 거의 불가능에 가깝다. 일상생활의 손닿는 물건과 피부에 닿는 물질은 사실은 대부분 환경호르몬 덩어리다.

게다가 스트레스와 불규칙한 생활 습관이 건강 악화의 주범으로 작용한다. 이 모든 것은 우리 몸이 미처 다 감당할 수 없는 독소다. 지금도 우리 몸은 독소와 전쟁 중인 것이다.

2. 원인불명의 증상들, 병원 치료에는 답이 없는 이유

5년째 원인불명의 만성변비와 속쓰림, 두통, 극심한 생리통에 시달리던 김지연 씨(30대 여, 가명)는 젊은 나이에도 왜 이렇게 몸이 여기저기 아픈지 이유를 알 수 없었다. 그녀는 지극히 평범한 직장인으로, 평소 스트레스를 받긴 하지만 남들도 다들 이 정도의 스트레스는 받고 산다고 생각했다.

그녀는 몸이 아픈 정확한 원인을 찾기 위해 병원에서 정밀검진을 받아보기도 하고, 그럴 때마다 의사가 처방해주는 약도 열심히 먹었다. 평소에도 두통약이나 위장약을 자주 복용하고, 몸에 좋다는 영양제도 이것저것 먹어보았다.

그러나 병원에서 듣는 말은 대개 비슷했다. 스트레스성일 가능성이 높으니 스트레스를 줄이고 잘 쉬고 운동하면 된다고 했다.

그러나 지연 씨에게는 이런 당연한 말들이 잘 와닿지 않았다. 어떻게 하면 이 문제를 해결하여 질환을 없앨 수 있을지에 대해서도 정확한 답을 알 수 없었다. **할 수 있는 방법이라곤 진통제를 먹거나, 더 심하면 병원 가서 약을 처방받는 방법뿐이 없었다.**

그렇다고 해서 모든 일상을 다 중단하고 요양원 같은 곳에 들어갈 수도 없는 노릇이었다. 왜냐하면 입원과 수술을 요하는 명확한 진단명과 치료법에 대한 답이 나온 것은 아니기 때문이다.

실제로 이 정도의 통증과 만성질환은 현대인이라면 거의 누구나 다 갖고 있으며, 그냥 그때그때 약을 사 먹으며 참고 사는 경우가 너무나도 많다. 정신적이고 신체적인 스트레스가 쌓이면 그 순간을 회피하기 위하여 술이나 카페인, 자극적인 음식, 해로운 활동 등으로 해소하면서 말이다.

이처럼 현대인 중에 원인 모를 통증과 만성적 질환으로 고통 받는 사람이 나날이 늘어가고 있다.

먹을 것이 풍요로워 굶지 않게 되고, 영양제와 식품이 헤아릴 수 없이 많아지고, 건강에 좋은 운동법과 식이요법에 대한 정보도 넘쳐나는 세상이 되었지만 오히려 사람들은 예전보다 더 병에 시달린다.

암 발병률은 21세기 들어서도 매년 증가하고 있으며, 치료가 듣지 않는 알레르기 질환자의 수도 매년 증가 추세에 있다. 아이들 중 서너 명 중 한 명은 어릴 때부터 아토피를 달고 살며, 비염과 천식 환자도 줄어들지 않고 있다.

성인이 되고 난 후로는 우리 몸은 온갖 질병의 집합소가 된다. 인기 연예인이 등장하는 위장약과 두통약 광고, 피로회복제 광고가 범람하는 것은 역설적으로 우리 사회가 얼마나 질병에 시달리고 있는지를 보여준다.

'백세 시대' 라고 하지만 질병에 시달리는 중년기와 노년기가 늘어났을 뿐이다.

그러나 병원에서 들을 수 있는 말은 '스트레스성', '신경성' 이라는 말뿐이다.

증상을 일시적으로 억제시켜주는 다양한 약이 무수히 개발되고 있지만, 병에 시달리는 사람들은 더 많아진다는 것은 모순적인 일이다.

왜 이런 일이 악화되고 있을까?

이유는 간단하다.

통증을 잠재우고 증상을 억누르는 병원 치료와 약물 치료가 병의 근본 원인을 없애주지 않기 때문이다.

건강의 원리와 치유의 원리를 알아야 만성, 혹은 난치성 질환으로부터 해방될 수 있기 때문이다.

3. 해독의 원리, 어렵지 않아요!

지구상에 사는 모든 생명체의 본질은 생존과 생육, 번성에 있다.

이를 위해서는 외부로부터 영양소를 섭취하고, 이 영양소를 통해 대사를 하여 에너지를 만든다. 에너지는 모든 세포로 보내져 생명체의 생명을 유지시켜주고 생존하고 번성하게 한다.

이렇게 에너지를 만드는 과정에서는 부산물과 노폐물이 반드시 발생한다. 대사과정은 곧 연소과정이고, 연소과정에서는 필연적으로 부산물이 생기게 마련이기 때문이다.

그러나 이 부산물은 우리 몸의 전체 노폐물의 2%밖에 안 된다. 이는 몸속에서 자연스럽게 해독 및 제거되고 배출된다. 이 2%의 부산물이 우리 몸을 독으로 가득 차게 하는 것은 아니다.

생명체는 끊임없이 순환한다. 우리 몸속에서도 끊임없이 건강한 순환이 일어나야 한다. 우리 몸에서는 지금 이 순간에도 세포의 생성과 죽음이 매일 일어난다. 몸속의 미생물과 세균도 끊임없이 생성되고 죽고 교체된다.

이때 발생하는 노폐물은 실로 어마어마하지만, 우리 몸은 본연의 해독과 정화 시스템을 가지고 있기 때문에 이 노폐물을 모두 청소할 수 있는 능력이 있다. 불필요한 것은 밖으로 배출되고, 해로운 물질은 바로바로 제거된다.
우리 인체는 거의 완벽에 가까운 해독 시스템이라고 해도 과언이 아니다.

문제는 독소가 2%를 넘기면서 발생한다. 세포를 파괴하고 장기를 파손시키는 활성산소는 몸속에서 강력한 독소로 작용한다.
인체 본연의 해독 시스템이 감당할 수 없는 강력한 독소가 발생하는 이유는 많다. 외부에서 유입되기도 하고 몸 안에서 발생하기도 하는 것이 독인데, 현대인의 환경 속에서는 무수한 경로로 새로운 독소가 외부에서 유입된다.

게다가 현대 사회에 만연한 스트레스는 사람들의 몸과 마음을 힘들게 한다. 이 과정에서 우리의 몸은 해독의 능력을 상실하고 기능이 저하된다. 몸 안에 누적된 독소는 우리 몸의 해독 능력 범위를 넘어선다. 결국 건강한 세포까지 병들게 된다.

그 결과 많은 질환과 질병에 시달리게 된다.

같은 강도의 스트레스가 가해진다 해도 몸이 건강한 사람은 견디고, 몸이 건강하지 않은 사람은 스트레스에 쓰러지게 된다. 몸이 건강하지 못하면 그만큼 외부 충격에 취약해지는 것이다.

해독의 원리는 간단하다.

우리 몸이 본연의 순환 기능, 해독 기능, 면역 기능을 되찾게 하려는 것이다. 외부에서 독소와 스트레스가 유입되었을 때 외부의 충격을 견딜 수 있는 것은 바로 몸의 이런 기능에서 온다.

우리의 건강은 정상적으로 작동하는 올바른 몸과 바른 정신, 맑은 영혼에서 온다.

건강을 되찾아주는 원리는 몸속을 청소하고, 마음을 컨트롤하며, 숨(호흡)을 바르게 함으로써 우리 몸의 장기가 제대로 일하게 하는 것이다.

몸속의 과다한 독소를 어느 정도 빼내 주어 몸이 제 기능을 되찾게 하는 것. 그것이 바로 해독이다.

4. 해독요법 들어가기 전에 체크하기

1) 내 몸은 얼마나 독소에 오염되었을까 자가검진 해보자

〈독소 오염도 셀프 체크리스트〉

1. 패스트푸드, 냉동식품, 가공식품을 자주 먹는다. ☐
2. 인공조미료가 든 음식을 일상적으로 먹는다. ☐
3. 음주를 자주 한다. ☐
4. 과자, 빵, 튀김 등의 탄수화물 식품을 자주 먹는다. ☐
5. 육류를 자주 먹는다. ☐
6. 생선을 자주 먹는다. ☐
7. 유기농이 아닌 커피나 차를 마신다. ☐
8. 유기농이 아닌 채소를 먹는다. ☐
9. 과당이 든 가공음료를 자주 마신다. ☐
10. 상시 복용하는 처방약이 있다. ☐
11. 치아에 아말감 시술을 받은 적 있다. ☐
12. 흡연을 한다. ☐
13. 간접흡연에 자주 노출된다. ☐
14. 합성섬유로 된 옷을 주로 입는다. ☐
15. 의류 드라이클리닝을 자주 한다. ☐
16. 일반 세제를 사용한다. ☐
17. 일반 화장품을 바른다. ☐
18. 향수를 뿌린다. ☐
19. 인공 방향제, 탈취제를 사용한다. ☐
20. 머리 염색, 탈색, 퍼머를 한 적이 있다. ☐
21. 매니큐어를 자주 바른다. ☐
22. 형광등을 사용한다. ☐
23. 살충제, 벌레 퇴치제, 제초제를 사용한다. ☐

24. 수영장에 자주 다닌다. ☐

25. 대도시에 산다. ☐

26. 근처에 공항이 있다. ☐

27. 근처에 공장이 있다. ☐

28. 일터에 독성 물질이 있다. ☐

29. 감기에 자주 걸린다. ☐

30. 만성피로가 있다. ☐

31. 상습적인 두통, 편두통이 있다. ☐

32. 집중이 안 되고 산만하다. ☐

33. 불면증이 있고 아침에 일어났을 때 개운하지 않다. ☐

34. 비염이 있다. ☐

35. 정상체중보다 많이 나가거나 적게 나간다. ☐

36. 지방이 있는 부분에 셀룰라이트가 있다. ☐

37. 입 냄새나 겨드랑이 냄새가 심하다. ☐

38. 혀에 백태가 낀다. ☐

39. 소변에서 악취가 나거나 거품이 있다. ☐

40. 손톱이 잘 부러지거나 상처가 잘 안 낫는다. ☐

41. 아토피 피부이거나 피부 염증, 성인여드름, 건선, 발진, 습진 등이 있다. ☐

42. 각종 음식이나 곰팡이 등에 대한 알레르기가 많다. ☐

43. 다크서클이 있고 안색이 어둡거나 피부가 칙칙하다. ☐

44. 변비나 위장질환이 있고 소화가 잘 안 된다. ☐

45. 면역 관련 만성질환이 있다. ☐

→ '예'로 대답한 문항이 10개 이하라면 거짓으로 답한 것이거나 너무나 완벽한 청정 환경
   속에서 살고 있는 것이다.

→ '예'로 대답한 문항이 많을수록 독소에 오염된 정도가 심한 것이며, 25개 이상이라면
   해독요법을 적용해야 하는 대상이다.

2) 우리 몸이 보내는 SOS 신호

셀프 체크리스트를 통해 내 몸의 독소 오염 정도를 파악해본 사람들은 우리 몸이 얼마나 많은 독소에 노출되어 있었는지 체감할 수 있었을 것이다.

이 정도는 누구나 있지 않느냐고 반문할 수 있다.

바로 그것이 문제다. 누구나 이 정도로 과도하게 독소에 시달리고 있다는 뜻이다.

이 독소들은 우리 몸을 세포 단위부터 망가뜨린다. 면역 기능과 치유 기능을 손상시켜 몸속에 독소가 창궐하게 만든다.

그로 인해 나타나는 것이 온갖 종류의 만성질환이다. 즉 내 몸에 만성적으로 나타나는 어떤 질환이 있다면 거기에는 분명히 독소가 원인으로 작용한다. 이는 곧 우리 몸이 보내는 구조신호라고 할 수 있다.

다음과 같은 질병들은 대개 병원에 가면 약으로 치료를 한다. **그러나 그 치료란 원인을 없애는 것이 아니라 증상을 가라앉히는 것에 불과하다. 약을 중단하면 증상은 다시 나타난다. 그리고 더 많은 약을 요구한다.**

〈피부 질환〉
여드름, 성인여드름, 아토피 피부염, 두드러기, 피부발진, 습진, 기미, 다크서클

〈위장 질환〉
구강염, 소화불량, 설사, 구역질, 헛배 부름, 트림, 입냄새, 장에 가스가 참, 과민성 대장증후군, 위하수, 위궤양, 역류성식도염, 장누수증후군, 대장염, 위경련, 변비

〈만성/난치성 질환〉

알레르기, 천식, 자가면역질환, 암, 만성피로, 색소병변, 호르몬 질환, 몸의 악취

〈대사성 질환, 심혈관계 질환〉

비만, 복부비만, 고혈압, 당뇨, 심장질환, 동맥경화, 뇌경색

〈통증 질환〉

두통, 다발성경화증, 관절염, 섬유종양, 근육통, 류머티스성 섬유조직염, 인후통, 생리통

〈신경정신 질환〉

잦은 감정기복, 불안, 우울, 기력 저하, 집중력 저하, 불면증, 기억력 감퇴

〈기타〉

고초열, 말초신경질환, 발기부전

당신은 어떤 질병에 시달리고 있는가?
지금도 수많은 독소가 우리 몸속에 창궐하여 온갖 질병을 만들고 있다.

아주 사소하고 일상적으로 습관이 된 질환이라 할지라도, 고질적인 만성 질병이 된 것에는 분명히 원인이 있다. **우리 몸이 신호를 보낸다면 이는 그 신호와 관련된 독소를 제거해달라는 우리 몸으로부터의 절박한 메시지와도 같다.**

물론 우리는 독소가 전혀 없는 환경 속에서 살 수는 없다. 현대인의 삶 속에서 독소를 완전히 제거하는 것은 힘든 일이다.

그러나 한 번쯤 점검해볼 필요는 있다. 영양소를 제대로 잘 섭취하고 있는지, 술과 담배, 카페인 같은 독성물질을 줄일 수 있는지, 가공식품을 줄이거나 생활습관을 변화시킬 수 있는지.

독소를 없앨 순 없지만 독소를 현저히 줄이는 것은 가능하다.
독소를 완전히 없앨 순 없어도 자주 청소해줄 수는 있다.
집을 자주 청소해야 청결하게 살 수 있는 것처럼 말이다.

해독요법은 일상 속의 습관 변화만으로는 완전히 막을 수 없는 수많은 독소로부터 당신의 몸을 되살려줄 수 있는 유용한 방법이다. 당신의 몸을 세포 단위부터 정화시켜 몸속 기관과 장기들이 본래의 기능을 회복할 수 있게 도와준다.
이는 몸의 재탄생, 혹은 리부팅과도 비슷하다.

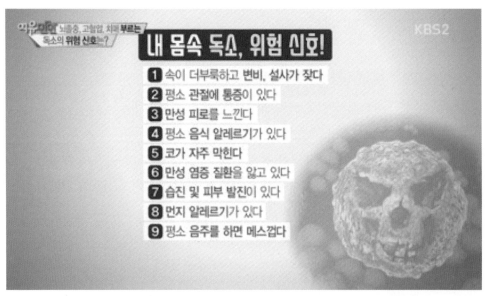

출처: KBS 여유만만

3) 현대인의 삶 속 독소의 주범들

사실 21세기를 사는 현대인 중 그 누구도 독소로부터 완전히 자유로울 수는 없다. 산업과 기술이 눈부시게 진보하여 불과 50년 전만 해도 상상도 할 수 없었던 편리한 삶을 누리고 있지만 그에 따른 대가는 생각보다 크다.

요즘처럼 질병이 많아지고 다양해진 주된 원인 중 하나는 환경 요인으로 인한 인체 외부의 독소가 너무 많아졌기 때문이다.

수돗물, 지하수, 토양, 공기 중에 화학 독성물질과 중금속이 항상 함유되어 있으며, 우리가 일상적으로 먹는 식품과 사용하는 물건, 살아가는 건물에도 너무 많은 독소가 들어 있다.

중금속을 비롯한 독소가 가장 많이 쌓이는 인체 기관은 바로 지방세포이다. 지방에 쌓인 독소는 지방 연소 과정을 방해할 뿐만 아니라 신진대사 시스템을 교란시킨다. 그 결과 표면적으로 나타나는 것은 만성적으로 살이 안 빠지고 비만이 되는 것이지만, 비만은 단지 많이 먹어서 생기는 질병이 아니다. 지방 속 독소 때문인 것이다. 지방 속 독소가 몸속에 퍼지면서 각종 만성질환을 연쇄적으로 발생시킨다.

우리가 접하는 무수한 생활 속 독소의 주범에는 다음과 같은 것들이 있다.

〈생활용품 속 독소〉

- 피부에 접촉하는 일상생활 용품
: 치약, 비누, 샴푸, 린스, 컨디셔너, 스프레이, 향수, 방향제, 입욕제, 바디워시, 바

디 파우더

→ 좋은 향기가 나는 생활용품의 성분을 확인해보라. 빽빽하게 적힌 화학용어들은 아무리 미량이라고 해도 우리 몸에 누적되면 독소가 된다.

- 미용용품

: 머리 염색제, 얼굴에 바르는 로션, 크림, 파우더, 마스카라, 아이라이너

→ 마스카라에는 납이나 코르타르가 들어 있고, 로션이나 샴푸에는 보존제와 색소, 화학성분이 들어 있다.

- 청소 및 위생용품

: 표백제, 세정제, 세제, 탈취제, 좀약, 살충제

- 건물이나 자동차

: 페인트, 니스, 용해제, 보존제, 단열제, 절연제, 합성수지, 폴리우레탄 접착제, 소독제, 난방연료, 에어로졸, 합판, 파티클보드(PB), 가솔린, 아교, 광택제

→ 새 차나 새 집에서 나는 냄새 성분들로, 대개 아세테이트, 에탄올, 포름알데히드 등을 함유한 휘발성 유기화합물이다. 코나 피부로 흡수하면 몸속에서 강력한 독소로 작용한다.

- 생활용품

: 식품 포장하는 스티로폼, 신문지, 유성펜

- 마시는 물 속의 독소

: 노후된 배관의 구리 등 금속 성분, 토양에서 유입된 살충제와 제초제, 농약, 공장지대 근처의 라돈과 비소

- 예방접종 성분

 : 백신에 들어있는 첨가제, 보존제(수은, 알루미늄, 포름알데히드, 글루타민산소다(MSG), 설페이트, 에틸렌글리콜 등)

 → 뇌질환, 심혈관계 질환, 대사성 질환, ADHD의 유발물질이 될 수 있다.

- 실내 곰팡이 포자

 : 건물 벽면 사이, 환풍구에 서식하는 포자, 마이코톡신(곰팡이 독)

 → 피부질환, 호흡기질환, 안과질환, 염증, 알레르기를 유발한다.

이쯤 되면 환경오염과 생활환경으로 인한 독소는 이제 우리 삶 속에 너무나 만연하여, 개인이 조심한다고 해서 피할 수 있는 일이 아니게 되어버렸다. 그렇다고 오염이 전혀 없는 산업화 이전의 수백, 수천 년 전의 세상으로 돌아갈 수도 없고, 수만 년 전의 원시생활로 회귀할 수도 없는 노릇이다.

해결책은 무엇이 있을까?

원인이 되는 독소를 완전히 제거할 수 없다면, 독소를 자주 해독해줌으로써 우리 몸을 자주 청소해줘야 한다. 독소를 피할 수는 없어도 가급적 줄일 수 있도록 생활방식과 습관에도 변화가 필요하다.

내 몸을 지킬 수 있는 건 바로 나 자신의 실천과 변화와 행동이다.
그 해답이 해독에 있다.

박정이힐링원장 박정이 씀

차례

1장 ——————————— 현대 의학의 함정

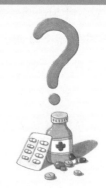

2장 ──────── 내 몸의 건강, 알고 보니 다 이유가 있더라

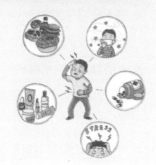

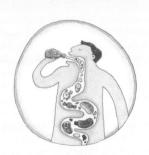

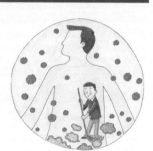

5장 ──────────────── 우리는 해독을 해야 한다

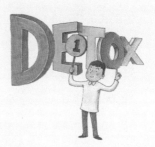

6장 ——————— 16시간의 기적, 해독요법 실천하기

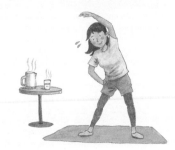

7장 ——————————— 해독 후 나타나는 호전반응

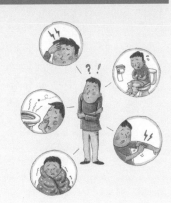

1장

현대 의학의 함정

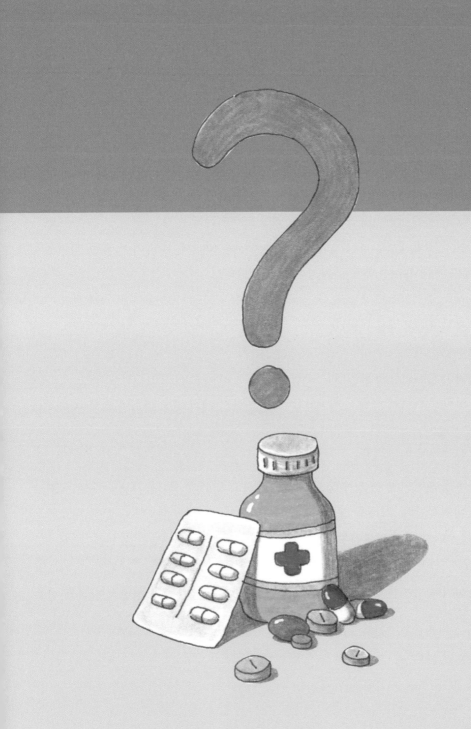

1. 현대 의학의 문제점은 무엇?

현대 의학은 만병통치약?

'진료는 의사에게, 약은 약사에게'

21세기를 사는 현대인이라면 이것을 당연한 상식이라고 생각한다. 우리는 아프면 병원에 가서 진료를 받고, 의사가 처방해준 처방전을 약국에 들고 가서 약을 지어온다. 평소에도 조금 아프면 약국에 가서 약을 구입한다.

통증이 생기면 진통제를 먹는다.

열이 나면 해열제를 먹는다.

암에 걸리면 항암치료를 받는다.

심각한 병일수록 의사 말에 절대적으로 의존한다. 그래서 동네 병원과 대형 병원은 늘 환자들로 북적인다.

20세기 현대 의학의 발전은 수많은 목숨을 구하고 인류의 생존률과 평균수명을 획기적으로 바꿔놓았다. 그래서 현대인은 인류 역사상 그 어느 때보다도 많은 의료적 처치를 받는다. 그리고 평생 엄청난 양의 의약품을 복용한다.

그런데 여기에 함정은 없을까? 현대 의학이 발전한 만큼 우리는 정말 건강하게 잘 살고 있는가?

<u>사실은 너무나도 많은 사람이 두통과 위장병과 만성피로 등을 달고 산다.</u> 병원에 가면 검사도 하고 약도 지어준다.

그러나 우리는 이런 말을 흔히 듣는다. '원인을 알 수 없는' 혹은 '스트레스성' 질환이라고.

왜 현대인은 늘 아픈가?

서구권 선진국도 사정은 마찬가지다.

미국 사람들은 당뇨병, 비만, 알레르기, 암, 우울증 등 수많은 질병을 앓고 있다. 미국인이 처방받는 약품 비용은 연간 3조 원 이상으로 1인당 연간 약 770만 원을 의료비에 쓴다고 한다(2012년 기준).

한국과 미국의 의료체계가 다르기는 하지만 공통적으로 현대인은 의료비와 약제비에 엄청난 비용을 쏟아붓고 산다.

그럼에도 불구하고 서구권 국민도, 우리나라 국민도 대부분 '원인불명'의 질병에 시달리는 것이 오늘의 현실이다. 의약품만이 아니라 영양제와 건강기능식품을 섭취하고 건강과 다이어트, 운동에도 혈안이 되어 사는데 말이다.

왜 이런 일이 일어나고 있을까?

미국 존스홉킨스 대학의 공중위생학 전문가인 스타필드 교수는 현대 미국인들이 다음 두 가지를 너무 맹신한다고 말한 적이 있다.

<u>첫째, 의료서비스를 받으면 무조건 건강해진다는 착각.</u>

<u>둘째, 자신은 이 정도면 전 세계에서 가장 건강한 국민이라는 착각.</u>

어쩌면 이런 착각을 한국인도 하고 있는지 모른다. 크고 작은 수많은 질병이 생기는 진짜 원인은 간과한 채 말이다.

이제 우리는 현대 의학으로 모든 것을 해결하고 있다는 착각을 다시 생각해보아야 한다. **실제로는 병원과 약에 의존하면서도 평생 만성 질병에 시달리고 있기 때문이다.**

만성 질환에 시달리는 현대인

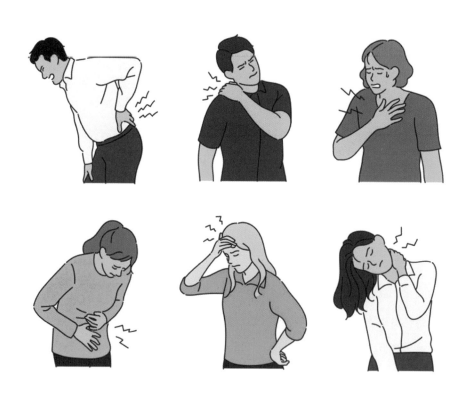

2. 없던 병도 얻어오는 곳

병원은 본질적으로는 위험한 장소

코로나19 바이러스가 전 세계를 휩쓸면서 우리의 일상이 많이 바뀌었다. 지금도 이 바이러스는 완전히 퇴치된 것이 아니라 우리 주변에 존재하며 토착화되고 있다.

그런데 백신을 맞으러 가거나 의심 질환으로 병원에 진료를 받으러 가면서 누구나 이런 생각을 속으로 해보았을 것이다.

'괜히 병원 갔다가 코로나 걸려오는 것 아니야?'

이런 생각은 괜한 걱정만은 아니다.

사실 병원은 다양한 환자들의 접촉과 호흡을 통해 온갖 병원균과 바이러스가 총집합하는 장소이기 때문이다.

대기실과 진료실의 기구와 손잡이뿐만 아니라 병원 실내 공기 중에는 균과 바이러스가 없을 수가 없다. 실제로 바이러스를 통해 전염되는 호흡기질환 환자의 상당수가 병원에서 감염되기도 한다.

병원은 병을 고치려고 가는 곳이지만 실제로는 새로운 병을 얻어올 각오를 단단히 하고 간다. 총성이 난무하는 전쟁터 한복판으로 가는 것과 같다. 그만큼 우리는 현대 의학의 진료와 처치를 맹목적으로 믿고 있다.

얼마나 더 위험을 감수해야 하나?

두산백과의 정의에 의하면 병을 고치기 위해 사용한 약이나 치료행위가 원인이 되어 새로운 병을 얻는 것을 '의원병(iatrogenic disease)' 이라고 한다.

예를 들어 습진을 치료하려고 부신피질호르몬 연고를 발랐는데, 그 결과 피부 방어력이 약해져 새로이 피부칸디다증을 앓게 된다.

복부 질환 때문에 개복수술을 했는데, 수술 후 복막염이 생기거나 장관의 움직임에 문제가 생겨 장폐색증을 일으키는 예도 있다.

병을 예방하기 위해 예방접종을 했는데 이 과정에서 바이러스에 걸리는 사례도 전 세계저으로 흔하다.

이런 일들이 의원병의 예이다.

미국의 경우 존스홉킨즈 대학의 스타필드 교수는 2000년도에 발표한 논문에서 "의원병으로 인한 미국 내 연간 사망자가 25만 명" 이라고 발표했다.

미국영양연구소의 게리 눌 박사는 2004년 발표를 통해 "미국인의 가장 큰 사망 원인 중 하나가 병원에서 발생한 의원병" 이라고 주장한 바 있다. 이 정도의 사망률은 대형 여객기 3대의 추락사고가 매일 발생할 때의 사망률과 동급이라고 하니 그 심각성을 알 수 있다.

의원병, 그리고 치료나 시술 중의 실수로 발생하는 각종 의료사고는 우리나라에서도 매년 큰 사회적 문제가 되고 있다. 병원만 가면 완치되고 덜 아플 줄 알고 가지만, 때로는 불필요하거나 남용된 의료행위가 이루어지기도 한다.

현대 의학을 넘어 더 넓은 관점에서 보면 어떤 질병은 수술이나 투약이 답이 아닌 경우가 의외로 많다. 우리는 통증과 질병을 어떻게 없앨 것이냐가 아니라 근본 원인을 찾고 뿌리 뽑는 데 관심을 기울여야 한다.

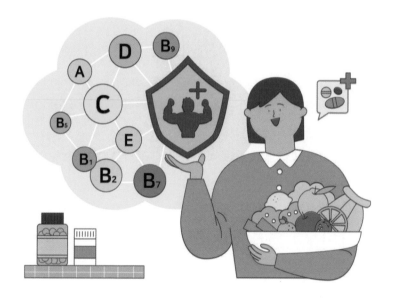

3. 모든 약은 본질적으로는 '독'이다

약은 근본적인 해답이 아니다

우리가 믿고 먹는 약의 정체는 무엇인가?

약을 알기 위해선 우선 현대 의학이 질병을 치료하는 기본 원리를 알아야 한다. **현대 의학은 증상을 억제하거나 제거하는 데 초점을 맞춘다.** 수술이나 시술로는 병변을 잘라내고, 약으로는 증상을 억제한다. 아프면 진통제를 먹는다. 혈압이 높아 문제가 생기면 혈압을 낮추는 혈압강하제를 투여한다. 우울하면 우울한 기분을 억제하는 항우울제를 처방한다. 암에 걸리면 암세포가 퍼진 부위를 제거하고 암세포뿐만 아니라 모든 세포의 작용을 억제하는 치료를 한다. 몸에 지방이 너무 많으면 지방을 뽑아내는 수술을 한다.

이러한 치료들은 증상 자체를 줄이거나 당장 완화시켜주는 작용을 하는 것은 맞다. **그러나 병의 뿌리를 찾아 근본적으로 '치료' 되게 해주지는 않는다.**

이러한 현대 의학의 원리에 의거해 증상을 억제하거나 완화시키는 데 필요한 것이 바로 약이다. 우리는 병원에서 처방해주는 약을 절대적으로 신봉한다. 그러나 과연 그럴 만한가?

약의 발달은 치유력의 발전과는 상관없다

의료계에서 처방 및 투약되는 약들은 미국의 FDA(미국식품의약국) 승인을 받는다. FDA는 미국에서 처방되는 약을 인허가하는 기관이지만 미국만이 아니라 거의 전 세계에 영향력을 미친다.

1992년에 생긴 법에 따르면 신약 승인에 따르는 비용을 제약업계가 FDA에 지불한다. 신약을 승인받기 위해서는 동물실험과 사람을 대상으로 한 임상시험을 거치는데 임상시험에서 60%만 효과가 있어도 신약으로 승인받는다.

여기서 승인받기 위한 비용을 제약회사가 지불한다는 점은 어찌 보면 모순이다. 제약회사의 힘이 강하고 기득권에 영향을 끼칠수록 FDA의 감시자 역할은 약해질 것이기 때문이다.

일찍이 미국에서는 각 분야 전문가들이 이러한 의료산업의 모순을 고발한 바 있다. 그러나 이러한 고발이 미치는 파장은 크지 않다. 제약회사의 파워가 그만큼 강력하기 때문이다.

모든 약에는 치명적인 부작용이 있다

'FDA 승인을 받은 새로 개발된 약' 이라는 타이틀은 매우 그럴듯해 보인다. 우리를 안전하게 치료해줄 것 같은 느낌을 준다.

그러나 본질적으로 모든 약에는 작용과 부작용이 공존한다. <u>**한 가지 증상을 억제하는 만큼 다른 정상적인 신체 기능에도 부정적 영향을 끼친다는 게 약의 진실이다.**</u>

게다가 상당히 많은 경우 약이 과잉 처방되거나 부적절하게 처방되기도 한다. 한 번 복용하기 시작한 약은 대개 평생 복용해야 한다. 부작용이 분명히 있는데도 말이다. 그래서 전 세계의 의료산업은 절대 무너지지 않는다.

그 뿐만 아니라 각국 정부에도 강력한 힘을 발휘한다. 우리는 이미 코로나19를 계기로 선 세세 제약회사들이 국가들을 대상으로 어떤 싸움을 벌이는지 적나라하게 목격한 바 있다.

현대 의학의 한계에 대해 지적하는 의학 전문가들은 '모든 약은 독이다' 라는 점을 거듭 강조한다. 의학이 고도로 발달하는 이면에는 어두운 부분과 불편한 진실이 있다. 그러는 가운데 진정한 의미의 치료는 이루어지지 않는다고 전문가들은 말한다.

4. 증상을 없애도 더 큰 병이 생기는 이유

증상을 억제하는 대신 치유 과정은 교란된다

인간을 포함해 모든 동물은 병에 걸리면 통증과 발열, 염증이 생긴다.

이런 증상이 생기면 불편하고 불쾌하고 고통스러워서 일상적인 생활을 할 수 없다. 이 증상들을 빨리 없애고 최대한 억제하여 불편함을 못 느끼게 하는 게 현대 의학의 기본 역할이다.

그러나 발열이나 통증은 우리 몸의 치유와 회복에 없어서는 안 되는 자연스러운 과정이기도 하다.

인체 외부에서 침입자가 발생했을 때 몸을 지키는 면역세포가 활성화되고, 전투를 위해 해당 부위에 혈액이 몰리고 백혈구를 증식시키면서 열도 나고 통증도 발생한다. 즉 전투중임을 알림으로써 우리를 쉬게 만들고, 쉬게 만듦으로써 외부 침입자와 좀 더 잘 싸울 수 있게끔 하려는 게 이런 증상들이다.

그러나 현대인은 감기 기운이 있으면 곧바로 감기약, 해열제, 진통제 등을 복용하고 주사도 맞는다.

약 복용 후 증상이 줄어들면 당장의 불편함이 줄어드니 괜찮아졌다는 착각을 하게 된다. 그래서 푹 쉬는 것이 아니라 일을 계속한다.

몸이 회복할 시간을 스스로에게 주지 않으므로 면역력은 더 약화되고 몸의 정상적인 치유의 과정이 교란된다. 오히려 감기에 잘 걸리는 체질이 된다.

약을 먹고 증상이 완화되었을 뿐인데 감기가 나았다고 착각을 한다. 이것이 악순환이다.

치명적인 부작용

현대인의 고질병이자 만성질환 중 대표적인 것으로 알레르기질환이 있다. 알레르기는 면역반응의 일종이다.

신체에 이물질이 침입하면 우리 몸에서는 면역체계를 작동시켜 이물질을 배출시키는데, 이것이 너무 과도하게 작동되는 것이 알레르기이다. 이물질인 항원을 몸 밖으로 배출시키기 위해 세포에서 히스타민과 프로스타글란딘을 방출시키며 이때 재채기, 콧물 등을 통해 배출하는 것이다.

이러한 증상으로 발현되는 것이 알레르기 비염, 기관지 천식, 아토피 피부염 등이다.

현대 의학에서는 일반적으로 알레르기 치료를 할 때 히스타민과 프로스타글란딘 방출을 억제하는 약을 처방한다.

알레르기 치료약에는 히스타민을 억제하는 항히스타민제와 소염작용을 하는 스테로이드제가 주로 사용된다. 히스타민 방출을 억제하니 재채기, 콧물 등 불편하고 불쾌한 증상들은 일시적으로 줄어들고 완화가 된다.

그러나 이것은 증상을 억제하는 것이지 알레르기에 대한 근본적인 치료가 아니다.

알레르기 약물치료에는 부작용이 따른다.

흔히 처방되는 스테로이드제의 경우 알레르기 증상 억제는 금방 해주지만 장기간 반복적으로 복용하면 부종, 불면, 심계항진, 출혈, 쿠싱증후군 등 광범위한 부작용이 발생한다. 이 부작용은 어떤 사람에게는 덜 나타날 수도 있지만, 어떤 사람에게는 매우 심각하고 위험할 수도 있다.

그러면 괴로운 알레르기 질환을 치유하기 위해서는 어떻게 해야 할까?

식생활과 생활습관을 바꾸고, 활동량과 운동량을 늘려 교감신경을 활성화시키며, 몸속 독소를 빼내 면역기능을 정상으로 되돌려야 한다.

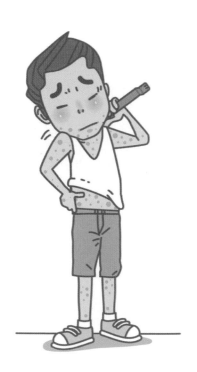

스테로이드제 제대로 알기

다양한 운동 종사자들의 체력을 겨루는 한 인기 예능 프로그램에서 일부 참가자들의 스테로이드제 복용이 문제시 된 적 있다. 흔히 근육을 쓰는 일에 종사하거나 운동선수의 경우 스테로이드제를 복용하여 근육을 비정상적인 크기로 키우기도 한다. 그만큼 스테로이드제는 우리 주변에서 남용되고 있다.

그래도 되는 걸까? 우선 스테로이드제가 무엇인지 기본적으로 알고 있어야 한다.

'스테로이드' 란 탄소와 수소로 이루어진 화합물군을 일컫는데, 거의 모든 생물의 체내에 있다. 인체에서 생성되는 스테로이드는 난소나 고환 같은 생식기관에서 분비되는데, 그 기능에 따라 성호르몬과 부신피질호르몬으로 나뉜다.

그렇다면 '스테로이드제' 란 무엇인가? 스테로이드제는 약물치료에 사용되는 스테로이드 호르몬 제제를 통틀어 일컫는다.

스테로이드제에는 부신피질호르몬제와 여성호르몬제, 남성호르몬제가 있다. 이중 부신피질호르몬제는 항염 및 면역 억제 효과가 있어, 알레르기질환이나 염증 치료에 쓰인다.

운동선수나 보디빌더가 가장 많이 복용하는 '아나볼릭 스테로이드' 제제는 남성호르몬과 비슷한 유사체로, 단백질 합성을 촉진해 근육을 빨리 만들어준다. 또한 에너지 대사를 높여 단시간에 폭발적인 힘을 내게 해준다.

부작용 제대로 알아두자

그러나 스테로이드제는 어디까지나 인위적인 약물이다. 인체 내부의 스테로이드에 의해 정상적으로 유지되던 시스템에 영향을 미친다. 복용할 때는 반드시 전문가와 상의해야 하며, 임의대로 복용하거나 중단할 경우 큰 부작용이 따를 수 있다.

남성호르몬제의 부작용
: 남성의 여성화, 여성의 남성화, 여드름, 탈모, 발기부전, 구토, 설사, 황달, 자살충동, 공격성, 섬망, 조울증

여성호르몬제의 부작용
: 두통, 오심, 구토, 월경주기 이상 혹은 무월경, 설사, 질출혈, 부종, 피부 가려움, 우울증, 현기증, 여드름

부신피질호르몬제의 부작용
: 면역력 저하, 월경 이상, 쿠싱증후군, 위궤양, 골다공증, 백내장

부신피질호르몬제를 장기간 복용하다가 갑자기 중단했을 때 부작용
: 두통, 발열, 급성신부전, 무력감, 쇼크, 근육통

5. 치유되지 않는데도 병원에 내 몸을 맡기는 이유

항생제 복용은 신중해야 한다

약을 통해 증상을 억제하는 의료행위에 우리는 익숙해져 있다. 의학기술이 발달한 만큼 약도 발전하고 다양해졌다. 그러나 여기에는 문제가 있다.

환자는 병원에서 처방해주는 약이 무조건 몸에 이로울 것이라고 믿고 복용한다. 심지어 처방전을 따르지 않고 임의대로 오남용하기도 한다. 만약 병원에 갔는데 의사가 약을 처방해주지 않는다면 대부분 의사에게 화를 낼 것이다.

유독 우리나라는 약에 대한 의존도가 높은 나라다. 항생제가 그중 하나다.

우리나라의 병원에서는 감기에도 항생제를 처방하는 것이 일반적이다.
그러나 감기로 인한 발열, 두통, 콧물을 비롯한 염증은 우리 몸이 감기 바이러스와 싸움을 벌이는 데서 발생하는 불편함일 뿐 반드시 필요한 과정이다. 감기약은 그저 두통, 발열 등의 증상을 덜 느끼게 해줄 뿐이다.

우리나라 사람들처럼 항생제를 남용했다가는 항생물질에 대한 내성이 몸에 생긴다.
내성이 생긴다는 것은 항생제가 들지 않는 내성균이 생긴다는 의미이다.

따라서 항생물질의 처방과 복용은 어떤 경우에도 매우 신중해야만 한다.

물론 병원 치료가 꼭 필요한 경우가 있다. 그러나 때로는 병이 아닌데도 병원에 감으로써 병명을 얻고 환자가 되어버리는 경우도 적지 않다.

병이 아닌데 병이라 취급하는 것들

병이 아닌데도 병으로 만들어버리는 예 중의 하나가 갱년기 증상이다.

갱년기는 중년에 접어들어 여성의 경우 폐경 전후, 남성의 경우 남성호르몬이 감소하는 시기를 가리킨다.
여성의 경우 초경부터 임신과 출산, 폐경에 이르기까지 각 시기마다 호르몬 농도가 달라지는데 갱년기가 그중 하나이다. 에스트로겐 등 여성호르몬이 감소하고 그에 따라 교감신경과 부교감신경의 작용이 달라지면서 불면, 불안정, 열감, 초조감, 손발 저림, 우울감 등이 생긴다. 남성도 호르몬 변화에 따라 성욕이나 의욕이 감퇴되고 우울감 등 감정 변화가 생긴다.

생애주기에 따른 호르몬 변화로 생기는 이러한 증상들은 분명 힘들고 고통스러우며 불쾌한 증상임이 분명하다.
그렇다고 해서 이 증상이 질병을 의미하는 것은 아니다.

그러나 현대 의학에서는 이조차도 질병 혹은 장애로 규정하고 치료라는 것을 한다.
현대 의학에서 바라보는 치료의 원리는 갱년기의 경우에도 간단하다. 불편하고 불쾌한 증상을 억제하고 감소시키는 것이다.

그것이 바로 흔히 하는 호르몬 요법, 혹은 호르몬 치료라 부르는 것이다. 에스트로겐과 프로게스테론 등 부족해진 여성호르몬을 약을 통해 보충하게 한다.

너무 큰 위험을 감수해야 할까?

그러나 잘 알려진 것처럼 호르몬 요법에는 큰 부작용이 따른다.

대규모 실험에 의하면 갱년기 여성들에게 호르몬 요법을 적용한 결과 유방암, 난소암, 혈액순환장애, 뇌졸중, 심장질환 위험도가 현저하게 높아졌다. 단순히 부작용이라 하기에는 너무나 큰 위험이다. 이 같은 연구 결과는 이미 2003년 〈미국의학협회지〉에 발표되었다.

그럼에도 이 직까지 병원에서 호르몬 치료를 권유하거나 시행하는 것은 지극히 현대 의학의 관점만을 고수하여 병이 아닌 것을 병으로 바라보기 때문이다. 여기에는 제약회사 등의 이권 구조도 당연히 존재한다.

현대 의학의 권위 있는 전문의들이 호르몬 치료의 장점을 주장하고, 일반인은 이 말을 믿는 것이다.

진정한 의미의 건강이란 생애주기별로 겪게 되는 자연스러운 불편함을 겪을 때 인체 본연의 회복력과 치유력이 작동되는 상태를 말한다.

다만 이 자연치유력이 작동되지 않는다면 다른 요인이 있는 것이다. 그것이 바로 체내에 축적된 독소다.

6. 건강은 아는 만큼 챙긴다

피곤하면 피로회복제만 먹으면 될까?

현대인은 누구나 건강을 꿈꾼다. 백세시대를 질병 없이 누리기를 모두가 염원한다. 그런데도 현대인에게는 유독 만성질환이 흔하고 악순환이 반복된다.

성인 중에는 나이를 막론하고 만성피로에 시달리지 않는 사람을 찾기 힘들 정도이다. 두통과 편두통, 비만과 대사 질환, 성인여드름이나 아토피 피부염 같은 만성 피부 질환, 변비와 과민성 대장증후군, 위장 장애, 혈액순환 장애……

누구나 한두 가지 이상 달고 사는 이러한 만성질환의 원인은 현대 의학에서는 스트레스성, 신경성, 원인불명이라고 진단하는 경우가 많다. 병원에 가면 원인을 알 수 없다고 설명하니까 대부분은 그런 줄 알고 이전과 똑같은 생활습관을 유지한다.

그 대신 피로회복제나 카페인 등을 과도하게 섭취해가며 하루하루 견딘다. 병을 키우는 줄도 모르고 말이다.

건강에 신경 쓰면서도 병을 키우고 사는 것은 건강의 원리를 제대로 알지 못해서이다. **건강의 원리, 그리고 질병의 근본 원인을 제대로 알아야 건강을 제대로 챙길 수 있다.**

증상의 억제와 제거에 초점을 맞춘 것이 20세기 이후 지금까지의 현대 의학이라면, 현대 의학이 미처 다루지 못하는 부분을 폭넓게 바라보는 다양한 관점도 있다.

우리나라에서는 전통 한의학이 대표적인 예다. 서양에서도 제도권의 현대 의학이 다루지 못하는 부분을 대체의학이나 자연의학을 통해 보완하는 추세다.

피로나 위장염 같은 만성질환의 원인을 '스트레스성' 이나 '원인불명' 이라고 보고 증상을 억제하는 약을 처방하거나 수술을 하는 것이 현대 의학이다.

반면에 대체의학이나 자연의학 관점에서는 만성질환의 원인을 몸속에 과도하게 쌓인 '독소' 에 있다고 본다. 독소는 잘못된 생활습관에서도 생기고, 유해한 생활환경에서도 생긴다.

건강에 대한 관점을 넓혀라

현대 의학이 반드시 필요한 부분이 있지만 건강을 챙기고 유지하기 위해서는 건강을 유지하고 치유하는 원리에 대해서도 똑똑히 알고 있어야 한다.

가령 편도선염으로 고통스러울 때 현대 의학에서는 편도선 제거 수술을 한다. 편도선에 염증이 생기면 붓고 열이 나고 통증이 심해진다. 이 질환이 장기화되면 코로 숨을 못 쉬고 입으로 숨을 쉬게 되어 각종 합병증이 생기기도 한다. 그래서 이 기관 자체를 제거하는 것이 편도선 수술이다.

그러나 통증 부위를 제거하는 데는 대가가 따른다.
편도선은 우리 몸에서 가장 중요한 호흡기관을 보호하고 외부 유해균과 바이러스를 방어하는 중요한 방어기관이자 호흡기의 일차 방어선이다.

즉, 편도선의 방어체계가 작동해야 호흡기가 보호받을 수 있는 것이다. 그것이 인체 시스템이다. 그런데 불편함을 제거하기 위해 이 기관 자체를 제거한 것이기 때문에 정상적인 방어선은 사라진다. 그 결과 오히려 바이러스나 세균이 호흡기에 쉽게 침투할 수 있는 몸이 되어버리는 것이다.

이처럼 문제가 된 부위를 시술하는 것이 현대 의학이라면, 그 원인을 파악하고 정상적인 치유력을 되살려야 한다는 것이 대체의학과 해독요법의 관점이다.
뇌혈관 질환을 치료하기 위해 현대 의학에서는 뇌혈관 시술을 하겠지만, 또 다른 관점에서는 뇌혈관을 막은 독소를 빼내기 위해 해독요법을 적용할 것이다.

다양한 의학적 관점을 알아두라

아마 병원에 가면 의사 지시를 따르라고 할 것이다. 의료보험이 적용되는 제도권의 의학이 아닌 다른 방법은 효과가 증명되지 않았다고 주장하는 경우도 있다.

그러나 사실 많은 사람이 이미 알고 있다. 병원에서 하는 진단과 처치가 건강 회복의 전부는 아니라는 것을 말이다.

현대 의학과 현대 의학 이외의 다른 의학을 이분법적으로 나누어 무엇이 옳고 그르다고 단정해서는 안 된다.
이미 서양에서는 정통의학과 대체의학의 협업과 보완을 추구하고 있다.

병원에서 치료 불가 판정을 받는 질병이 한의학이나 인도 아유르베다의 원리를 적용했을 때 치유되기도 한다.

우울증 약으로 효과를 보지 못한 사람들이 명상센터에 가서 근본적인 치유방법을 찾기도 한다.

고도비만으로 고민하던 사람이 지방제거수술 대신 해독요법을 수차례 실시하고 운동과 식이요법을 지속했더니 체중이 감량되고 고혈압 등이 나아지는 사례가 많다.

평생 고통 받던 아토피 피부질환 환자가 피부에 스테로이드 연고를 바르고 약을 먹는 대신 몸속 독소를 빼고 면역력을 강화함으로써 증상 개선을 경험하기도 한다.

변비약을 달고 사는 대신 식습관을 완전히 바꾸고 장을 해독하면 더 이상 변비약이 필요 없어진다.

그래서 오늘날 많은 전문가들은 현대 의학만을 유일한 치료방법으로 보지는 말라고 말한다. 그렇기 때문에 내가 받는 치료가 무엇인지, 어떤 관점인지, 또 다른 관점에서의 치료방법은 없는지 알아볼 필요가 있다.

병의 제거가 아닌 치유력의 회복이 필요하다. 편리한 약 복용이 아니라 생활습관을 바꾸는 꾸준한 노력이 필요하다.

중요한 것은 건강과 치료를 넓은 관점에서 바라보고 자신에게 필요한 방법을 찾기 위해 노력해야 한다는 것이다. **질병을 치료하고 평생 동안 건강한 신체를 유지하기 위해서는 자기 몸을 자신이 책임지고 질병과 건강의 원리를 아는 지식인이 되어야 한다.**

대체의학? 자연의학? 혼돈되는 용어 바로 알기

대체의학 (alternative medicine)

: 서양 주류의 제도권 의학이 아닌 의학

서양의 주류 정통의학이나 제도권 의학을 대신해 대안을 제시하는 의학으로, 미국 국립보건원 기준에 따른 것이다.

미국 국립보완대체의학연구소에 따르면 '다양한 범위의 치료 철학, 접근 방식, 치료법을 포괄하는 것으로, 의과대학이나 병원에서 일반적으로 교육하거나 사용하지 않고, 의료보험을 통해 수가가 지급되지 않는 치료나 진료 행위' 라고 정의했다.

다만, 서양에서는 한국 전통의학인 한의학이 대체의학에 포함되는 반면, 우리나라에서는 서양의 정통의학과 한의학 외의 다른 의학을 대체의학으로 본다. 즉 우리나라에서는 한의학을 대체의학의 범주에 포함시키지는 않는다. 우리나라에서 대체의학으로 부르는 치료법은 70여 종에 달하는데, 민간요법, 건강식품, 단식, 요가, 척추요법 등도 여기에 속한다.

정통의학계에서는 검증되지 않았다는 이유로 대체의학을 비판하기도 하지만, 미국과 유럽에서는 대체의학에 대한 연구와 시행이 활발히 이루어지고 있다.

〈미국 국립보건원에 따른 대체의학 분류〉

1. 정신신체 치료 (예: 최면, 바이오피드백, 명상, 요가, 이완요법 등)
2. 생전자기장 치료 (예: 경피신경자극 등)

3. 대체의학 체계 (예: 한의학, 인도 아유르베다, 동종요법 등)

4. 손 치료 (예: 마사지, 카이로프랙틱 등)

5. 약물 치료 (예: 상어연골제품, 봉독 등)

6. 약초 치료 (예: 인삼, 은행잎 추출물 등)

7. 식이와 영양 요법 (예: 비타민, 제한식이 등)

자연의학 (natural medicine)

: 질병은 자연치유가 중요하다

대체의학 범주 중에서 질병의 자연치유와 인체의 면역기능 회복을 중시하는 관점을 말한다. 치료에 있어서도 약이나 시술이 아닌 자연적인 치료방식을 적용한다. 질병이 발생한 부위에만 치중하는 것이 아니라 환자를 전체성을 가진 인간으로 보고 정신적 · 사회적 · 환경적 부분까지 관찰해 조화를 이루게 하는 치료를 행한다.

즉, 서구적 현대 의학, 비서구의 전통의학, 서구의 자연치유의학 등을 통합해 질병 회복의 근본 원리에 주목한 의학이다.

내용 출처: 〈자연치유력〉(이성재, 랜덤하우스중앙), 〈시사상식사전〉

의외로 잘못 알고 있는 의학상식 바로 알기

우리나라는 아직까지 서양 정통의학, 즉 현대 의학에 대한 의존도, 특히 처방약 등 각종 약에 대한 의존도가 매우 높은 편이다.

의료보험 제도도 잘 되어 있는 편이다. 그러나 최근 미국과 유럽, 일본에서는 현대 의학과 대체의학, 서구권 의학과 비서구권 의학의 상호보완을 주장하며 다양한 치료요법을 연구하고 있다. 나아가 기존의 의료제도의 허점을 비판하거나 고발하기도 하고, 현대 의학에 대한 잘못된 맹신으로 인한 오해를 바로잡으려 노력하기도 한다.

이러한 비판을 제기하는 전문가들은 대부분 주류 정통의학, 즉 현대 의학을 전공한 전문의이거나 연구자인 경우가 많다.
일본의 저명한 암 전문의인 이시이 히카루도 그런 사람 중 하나이다. 그는 일본의 의료 시스템을 비판하며 현대 의학에서 잘못 알려진 것들을 다음과 같이 고발하여 일본 내에서 화제가 되었다. 그가 이야기하는 내용은 일본의 경우에 해당되는 것들도 있지만 우리에게도 시사하는 바가 크다.

건강검진에서 정상으로 나오면 안심해도 된다 (X)
→ 건강검진 수치, 너무 믿지 마라

우리나라 성인들은 의료보험공단에서 2년에 한 번씩 정기검진을 받는다. 정기 건강검진은 초기에 암을 발견하거나 질병이 악화되기 전에 예방할 수 있게 해준다. 그러나 기초 검진만으로 안심해서는 안 된다. 검진에서 잡히지 않는 질병이 훨씬 많기 때문이다.

수치만으로는 반영되지 않는 잠재된 질병이 많다. 수치상으로는 별다른 진단이 나오지 않더라도, 몸속은 온갖 독소로 가득해 이미 만성질환에 시달리고 있는 경우가 많다.

검진은 검진일 뿐, 수치가 당신의 건강을 증명해준다고 착각해서는 안 된다.

검진은 다 안전하다 (X)
→ 필요 이상의 방사선 노출에 주의하라

검사 자체가 위험할 수도 있다. CT 촬영이나 위장조영술은 사실상 방사능 피폭을 감수하고 하는 것이다. 미량이라 안전하다고 하지만 방사선 피폭인 사실은 변하지 않는다. 위장조영검사의 경우 엑스레이의 200배에 달하는 방사선에 노출된다. CT 촬영을 통해서도 상당량의 방사선에 노출된다. 즉 중대히고 긴급한 싱횡이 아니라면 굳이 CT 촬영을 자수 할 필요가 없다는 것이다.

병원 처방약은 다 효과 있고 안전하다 (X)
→ 효과 없는 약도 처방한다

약을 믿기 전에 약이 어떻게 개발되어 우리에게 도달하는지를 먼저 알아야 한다. 신약이 개발될 때는 처음에 동물실험부터 하고, 그 다음에 사람을 대상으로 소규모 임상시험을 한다. 여기서 유효한 투여량이 결정되면 대규모 임상시험을 실시한다.

대규모 임상시험을 할 때는 약효를 평가하기 위해 약효가 전혀 없는 위약을 섞어서 투여하여, 누가 위약을 복용했는지를 검사자도 피검자도 모르도록 하는 '이중맹검' 을 실시한다.

그런데 대부분의 약의 경우 위약, 즉 가짜 약을 먹었는데도 30%의 사람에게는 증상 개선 효과가 있는 것으로 나타난다. 이것이 위약 효과다.

이렇게 해서 대규모 임상시험까지 마쳐 그 약이 60%의 효과가 있다고 판정받으면 신약으로 승인된다. 이러한 약이 병원에서 의사에 의해 처방된다.

따라서 이시이 히카루 박사는 자신의 저서에서 "위약효과를 감안하면 실제로는 약효가 30%밖에 없는 것"이라고 주장한다.

실제로 모든 약이 모든 사람에게 동일한 효과를 나타내는 것이 아니며, 어떤 사람에게는 효과가 나타나지 않기도 한다. 게다가 부작용을 동반한다.

예를 들어 독일 바이엘 제약회사의 히트작인 '아스피린'은 전 세계에서 두통뿐만 아니라 뇌졸중이나 심근경색을 예방하는 약으로도 처방된다. 그러나 아스피린을 장기 복용하면 소화관 출혈, 위궤양 등의 부작용이 따른다.

그런데도 아스피린 자체가 진통제이다 보니 환자 본인은 출혈이나 궤양이 발생해도 통증을 잘 못 느낀다. 증상이 뚜렷해졌을 때는 이미 궤양이 심각해진 상태로 발견되는 것이다.

따라서 약의 효과와 안전성을 맹신해서도, 과잉 의존해서도 안 된다.

면역질환에는 반드시 스테로이드제를 복용해야 한다 (X)
→ 장기 복용하면 암에 걸리기 쉬운 몸이 된다

자가면역질환이란 인체의 정상적인 면역력이 과잉되어 외부 침입자가 아닌 자기 몸의 세포를 공격하는 데서 나타나는 질환이다. 대개 자가면역질환이 심한 경우 이 면역력을 떨어뜨려 증상을 억제하기 위해 병원에서 스테로이드제를 처방해주는 경우가 많다.

그러나 스테로이드제를 장기 복용하면 몸 전체의 면역력이 함께 떨어진다. 이는 면역 저하로 인해 암에 걸리기 쉬운 체내 환경이 된다는 소리다.

그래서 스테로이드제를 장기 복용한 사람은 암 발병률도 높다. 스테로이드제도 효과가 없을 때 투여하는 것이 면역억제제인데, 면역억제제도 인체 전체의 면역력을 약화시키므로 면역이 약한 암환자와 비슷한 체질이 된다.

즉 암 발병이 쉬워진다.

골다공증 약도 마찬가지이다. 골다공증에 처방되는 약물은 기본적으로 오래된 뼈를 흡수하는 세포인 파골세포를 파괴하여 골밀도를 향상시키는 작용을 한다. 문제는 이 약이 파골세포만 골라서 파괴하는 것이 아니라 면역세포도 죽여버리는 작용을 한다는 것이다. 같은 이유로 면역이 저하되어 암에 걸리기 쉬운 체질이 된다.

헬리코박터균을 없애면 위암에 안 걸린다 (X)
→ 위암의 다른 원인이 더 많다

'헬리코박터 파이로리균' 은 위장에 기생하는 세균으로서 위암의 원인 중 하나로 잘 알려져 있다. 언제부턴가 우리나라에서도 유산균 음료 광고 등을 통해 헬리코박터균을 박멸하면 위가 건강해진다는 상식이 널리 알려졌다.

그러나 위암의 원인에는 헬리코박터균만 있는 게 아니다. 과도한 스트레스, 지나치게 맵고 자극적인 음식을 자주 먹는 것도 위암의 주요 원인이다.

게다가 헬리코박터균은 강산성의 위액에서도 살아남아 알칼리성인 암모니아를 발생시키는 성질이 있는데, 이러한 헬리코박터균을 박멸시키면 알칼리성으로 위가 중화될 수 없으므로 위가 지나친 산성 상태가 된다.

그 경우 역류성 식도염이 발생하기 쉬운 환경이 될 수 있다. 이는 식도암 발병률도 높일 수 있다.

암 치료는 병원만이 답이다 (X)
→ 암은 개인 맞춤형 치료법을 찾아야 한다

병원에서 암 진단을 받게 되면 수술을 하고, 방사선 치료를 하고, 항암제를 투여받는 과정을 거친다. 수술 후 화학요법을 적용하고, 그러다 안 되면 연명치료를 할 뿐이다.

그러나 이것이 암 치료의 전부는 아니다.
수술과 화학요법은 제도권의 현대 의학 관점에서 보는 치료방법이지만, 현대 의학의 범주를 넘어선 다른 관점에서는 면역요법 등 다양한 치료법을 시도하여 개선 효과를 볼 수 있다.

환자마다 체질도 다르고 개개인의 상태도 다르기 때문에 개인 맞춤형 치료법이 필요하다. 그러나 병원에서는 개인 특성을 고려하지 않고 수술, 화학요법, 항암제 치료만 한다.

병원에서 하지 않는 다양한 치료법에 대해서는 '효과가 검증되지 않았다', '승인되지 않은 치료법이다' 라고 하며 반대한다. 그러나 다양한 면역요법 중에도 효과가 입증되고 과학적 근거가 있는 요법들이 있다.

따라서 현대 의학과 대체의학이 환자 개개인 맞춤형을 지향하여 상호 협력 및 보완할 필요가 있다.

물론 수술과 화학요법도 필요하다. 그러나 병원 치료만이 답이라고 여기는 것은 너무 좁은 관점일 수 있다.
게다가 항암제는 암세포만 골라 죽이는 것이 아니라 정상적인 세포까지 다 죽이는 작용을 하므로, 장기적으로는 전체적인 면역력을 떨어뜨리는 모순이 있다.

또한 증식이 왕성한 건강한 세포를 공격하고 증식을 하지 않는 암 줄기세포는 죽지 못하기 때문에, 항암제로도 소용없는 암 줄기세포가 암의 재발과 전이를 유발한다.

즉, 항암제는 세포를 다 죽이는 것일 뿐 암의 근본적인 치유 및 재발 방지를 도와주지는 못한다.

암 치료할 때 잘 먹으면 암에게 먹이를 주는 것이다 (X)
→ 영양이 부족하면 면역력이 떨어져 치료가 안 된다

암 치료과정 중 식이요법을 할 때, '영양가 높은 식사를 하면 암에도 먹이를 주는 꼴이라 암이 더 빨리 진행된다' 고 하는 말이 있다.

그러나 환자가 영양분을 충분히 섭취하지 않으면 면역력 자체가 떨어진다. 그리고 영양분 섭취가 부족해지면 면역세포인 NK세포의 활성도가 낮아져 암세포를 물리칠 힘도 부족해지는 것이다.

따라서 암을 치료하려면 기본적으로 면역력을 향상시키는 데 초점을 맞춰야 한다.

학술적으로 권위 있는 의사가 명의이다 (X)
→ 임상 경험 많은 의사가 명의이다

흔히 큰 병일수록 대형병원이나 대학병원의 저명한 교수에게 진료를 받으려 하는 경향이 있다. 그러나 이시이 히카루 박사는 대형병원의 교수 직함을 단 의사가 무조건 명의일 것으로 판단하지 말라고 조언한다. 권위 있고 저명한 의사라 하더라도 그 의사가 논문 실적으로 저명한 것인지, 실질적인 임상 경험으로 유명한 것인지를 살펴보라는 것이다.

일본뿐만 아니라 전 세계 의학 체계 특성상 대학교수가 되려면 임상경험보다 논문이 중요하기 때문이다.

환자에게 중요한 것은 의사가 어떤 논문을 써서 높은 직급으로 임용되었느냐가 아니라 풍부한 임상 경험과 환자에 대한 태도일 것이다. 따라서 의사나 병원을 선택할 때 이 점을 면밀하게 살펴볼 필요가 있다.

내용 출처: 〈의사의 거짓말 42가지〉(이시이 히카루 저, 성안당)

2장

내 몸의 건강, 알고 보니 다 이유가 있더라

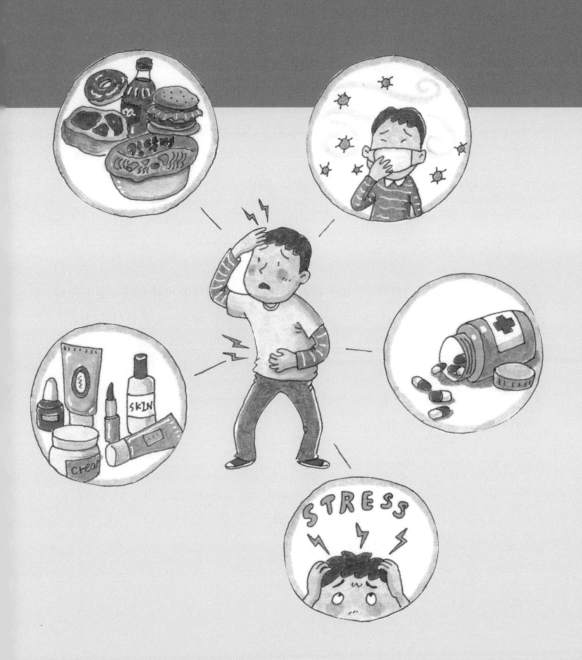

1. 병의 원인은 유해물질과 독소

원인은 독소에 있다

앞 장에서 현대 의학에서의 질병과 치료에 대해 살펴본 것처럼, 증상만을 제거하고 억제하는 것은 치료를 위한 근본적인 방법이 더 이상 되지 못한다.

그렇다면 이제는 무엇에 주목해야 하는가?
이에 대체의학 및 자연의학 관점에서 가장 주목하는 것이 바로 만병의 근원이 되는 '독소' 이다.

병원에 갔을 때 '신경성이다' , '스트레스성이다' , '검사 결과상 이상 없다' , '원인을 알 수 없다' 라고 하는 만성질환 혹은 난치성 질병은 십중팔구 체내 독소와 관련이 있다.
어떤 종류의 독소인지, 그 양이 어느 정도인지, 몸속 어느 기관에 많은지에 따라 질병의 종류와 경중이 다양해진다.

살면서 어떤 이유로든 몸속에 누적된 독소는 우리 몸을 질병에 걸린 상태, 혹은 질병에 잘 걸리는 상태로 만든다.

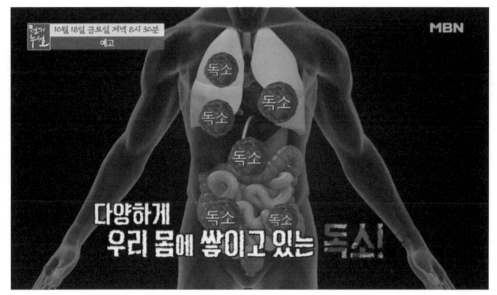

인류가 처음 겪는 독소 환경

우리 몸의 면역력과 자연치유력, 회복력이 정상이고 각 기관이 제대로 작동한다면 독소는 자연스럽게 해독되고 체내로 배출된다. 체내에 쌓이지 못하게끔 우리 몸이 일을 하도록 되어 있기 때문이다.

즉, 우리 몸의 본연의 독소 배출 시스템이 정상적으로 돌아간다면 독소는 쌓이지 않을 것이다. 몸 밖에서 들어온 독소는 다시 몸 밖으로 나갈 것이다. 몸속에서 생성된 노폐물은 대사작용에 의해 때가 되면 몸 밖으로 버려질 것이다.

이것이 자연의 힘이다.

인간을 포함해 모든 생명체는 독소가 없는 환경에서 살 수 없다. 그 대신 독소 배출과 해독 기능을 체내에 장착하고 있다.

먼지를 마셨을 때 재채기를 하는 것도 비강에 들어온 외부 이물질이 배출되는 지극히 정상적인 기능이다.

문제는 우리가 살고 있는 환경이다. 인류는 진화 역사상 유래 없는 독소 환경 속에 살고 있다.

스트레스와 환경오염이 대표적인 예이다. 인간은 그 어떤 시대에도 지금처럼 독소가 만연한 환경에서 살아본 적이 없다. 그래서 식량이 풍부해지고 의학이 발달했는데도 온갖 질병에 시달린다. **신체 내부의 질서와 자연스러운 기능이 혼란에 빠진 것이다.**

그렇다면 독소에는 어떤 것이 있는가?

독소는 우선 어디서 발생했느냐에 따라 신체 내부에서 발생하는 내독소와 신체 외부에서 들어오는 외독소로 나뉜다.

2. 몸 안에서 발생하는 내독소

인체 대사과정에서 생기는 독소

원래 독소는 우리 몸 안에서 계속 생긴다. 호흡과 소화 등 체내에서 대사과정이 쉬지 않고 일어나기 때문이다.

인간은 에너지를 얻기 위해 음식물을 섭취한다. 음식물을 섭취하면 소화가 되면서 단백질과 지방을 분해하여 영양소와 에너지원으로 쓴다.

이 과정에서 단백질과 지방이 분해될 때는 암모니아와 요산 등이 발생하고, 소화되고 남은 음식물 찌꺼기에서도 독소가 발생한다.

또한 호흡을 할 때 흡입된 산소가 세포 내 미토콘드리아 에너지로 바뀌면 그 부산물로 발생하는 것이 활성산소인데, 활성산소는 말 그대로 주변을 산화시킨다. **활성산소가 몸속에 과다해질 때 각종 질병이 생기거나 노화가 촉진된다.**

즉 인간의 체내에서는 끊임없이 대사과정이 일어나는 가운데 다양한 독소가 발생한다. **건강하고 정상적인 신체는 대사과정에서 발생한 독소를 부지런히 해독하고 체내로 배출한다.**

몸속 유해세균으로 인한 독소

우리 몸속에는 각종 균이 서식한다. 이 균에는 유익균과 유해균이 있다. 문제는 체내에 기생하는 유해세균, 바이러스, 박테리아 등에서 방출되는 독소이다.

우리의 장에는 각종 균이 서식하는데, 1그램의 대변 속에 1천억에서 1조 마리에 달하는 세균이 있는 것으로 알려졌다. 살아있는 세균도 있고, 죽은 세균의 사체도 있다.

장내에서 균형을 이뤄야 할 유해균과 유익균의 균형이 깨져 유해세균이 많아지면서 각종 병이 생긴다. 정상적인 해독의 범위를 넘어선 유해세균이 체내에 치명적인 질병을 유발하는 내독소로 작용하는 것이다.

장내 유해균으로 인해 발생한 독소는 체내의 다른 독소와 결합해 우리 몸을 공격한다. 이러한 독소들은 각종 기관에 염증을 유발한다.

이러한 유해세균은 가공음식, 알코올, 항생제를 만날 때 개체수가 증가하고 독성도 강력해진다. 이 세 가지는 현대인이 거의 일상적으로 체내에 주입하는 것들이다.

유해세균이 서식하고 증식하기 쉬운 몸 상태를 우리 스스로 만들고 있는 것이다.

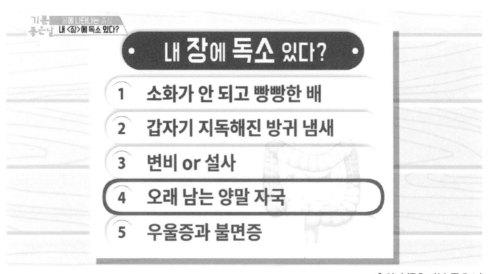

출처: MBC 기분 좋은 날

스트레스로 인한 독소

심리적 스트레스도 강력한 독소로 작용한다.

놀라거나 화가 날 때 우리 몸에서는 교감신경이 활성화되어 심장박동이 빨라지고 얼굴이 붉어지거나 호흡이 가빠진다. 스트레스 호르몬도 활발히 분비된다.

그런데 화가 나거나 충격받을 일이 과도하게 반복되고, 부정적 감정이 제대로 해소 되지 않은 채 누적되면 호르몬 분비가 교란된다. 혈액 내의 콜레스테롤 수치도 급격 히 높아져 혈전이 유발되고, 이렇게 발생한 독소가 해독되지 못한 상태에서 계속 쌓 이면 결국 신체 각 기능에도 영향을 미친다.

스트레스는 그저 심리적인 요인으로만 작용하는 것이 아니라 실제로 체내에 독소를 발생시킨다. 과도한 분노, 우울, 걱정 등은 독소를 만드는 감정이다. 현대 의학에서는 이러한 스트레스 반응을 억제하기 위해 항우울, 항불안제, 안정제 등을 처방한다.

반면 대체의학에서는 해독을 위해 스트레스의 근본 원인을 찾고 마음을 안정시킬 수 있는 명상 등의 다양한 요법을 활용한다.

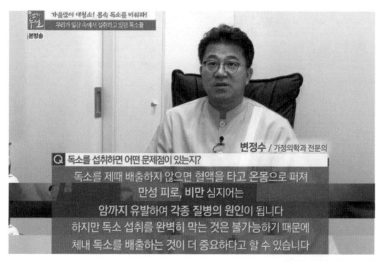

출처: MBN 천기누설

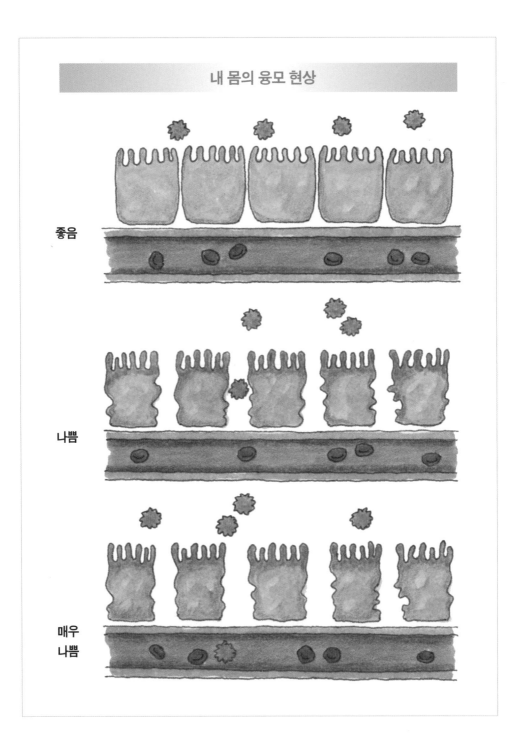

3. 몸속 독소가 쌓이는 이유

독소가 문제가 아니라 해독 불능이 문제

원래 우리 몸에서는 매일 새로운 독소가 생성된다. 신체기능이 정상적이라면 이 독소들은 몸 안에서 해독되고 자연스럽게 배출된다.

몸속의 독소가 해독되지 못하고 계속 쌓여 질병을 유발하는 이유는 독소 해독 기능을 저하시키는 생활습관과 환경의 영향도 매우 크다. 여기에는 다음과 같은 것들이 있다.

첫째, 잘못된 식습관이 독이다.

식단의 서구화와 과도한 열량 섭취는 단지 다이어트로 해결할 수 있는 문제가 아니다. **한국인의 체질에 맞지 않는 잘못된 식사 습관 자체가 몸속 독소의 직접적인 원인이다.**

요즘의 한국인은 지방과 당, 콜레스테롤, 염분이 지나치게 많은 고지방, 고열량 식사를 한다. 고지방과 고열량, 그리고 과식으로 인한 건강 문제는 서구권 국가에서도 큰 사회 문제가 되고 있는데 이렇게 쌓인 신체 내부의 독소는 한국인의 신체가 해독할 수 있는 범위를 넘어선다는 점에서 문제다.

국내 쌀 소비량이 현저히 감소하고 있는 데서 알 수 있듯이 곡식 섭취가 줄어드는 대신 빵이나 정제식품 같은 단순당 섭취가 늘고, 자연 그대로의 음식보다 가공식품을 섭취하고 있다. 인위적으로 가공한 모든 음식에는 수천 가지의 식품첨가물과 방부제가 들어간다. 이는 영양소 공급은 충분히 하지 못하는 대신 몸에 필요 없는 독소만을 공급한다.

무엇을 먹느냐도 중요하지만 어떻게 먹느냐도 중요하다.

규칙적인 식사를 하지 못하는 습관, 밤늦게 야식을 먹는 습관, 과음과 폭식, 그리고 한꺼번에 너무 많이 먹는 습관, 찬 음식이나 찬 음료를 너무 많이 먹는 습관은 위장기능을 손상시키는 직접적인 원인이 된다.

위장은 중요한 해독기관이기 때문에, 이 기관이 손상을 입으면 몸속에 독소가 쌓일 수밖에 없다.

둘째, 잘못된 생활 습관이 독이다.

도시에서 생활하는 현대 한국인의 대부분이 '피곤하다' 는 말을 달고 산다. '만성피로' 를 누구나 아무렇지 않게 호소하지만, 피로야말로 몸속 독소와 온갖 질병의 주범이다.

일을 너무 많이 하는 것, 수면 시간이 7~8시간 미만이고 숙면을 취하지 못하는 것, 수면 시간이 불규칙한 것, 직업 특성 때문에 낮과 밤이 뒤바뀐 생활을 하는 것, 햇볕을 충분히 쬐지 못하는 것은 몸의 정상적인 면역 기능과 해독 기능을 잃게 해 몸속을 독소로 가득 차게 만든다.

엄청난 양의 스트레스를 받는 생활은 면역력 저하, 고혈압, 소화불량, 대사장애, 과민성대장증후군 등을 유발한다. 피로와 스트레스에 비해 운동량은 현저히 부족하므로 신진대사가 느려지면서 독소 배출도 느려지고 지연된다.

셋째, 긴장과 부정적 감정들도 독이다

독소를 유발하는 가장 위험한 요인 중 하나는 바로 긴장된 상태가 유지되거나 자주 긴장하는 생활을 하는 것이다.

긴장은 교감신경을 과잉 활성화시키고 위장 기능 저하에 직접적인 영향을 끼친다. 위장 기능이 저하되면 소화에도 문제가 생길 뿐만 아니라 규칙적인 배변이 어려워진다.

변비 등으로 인해 몸속의 독소가 몸 밖으로 배출되지 못하면 장 내에 숙변이 쌓인다. 장의 벽에는 영양분을 흡수하고 남은 음식 찌꺼기와 지방, 단백질, 당 같은 신진대사 배설물로 이루어진 숙변이 생기는데, 미처 배출되지 못한 숙변은 체내에 독소를 발생시키는 첫 번째 원인이 된다.
숙변이 오랜 시간 동안 머물게 되면 밖으로 배출되지 못한 채 다시 체내에서 재흡수되어 또 다시 독소를 생성하는 원인이 된다.

긴장뿐만 아니라 근심걱정 하는 것, 분노, 좌절, 억울함, 박탈감, 질투 등 부정적 감정도 수면장애와 소화 장애를 유발하고 궁극적으로 독소 누적으로 이어진다. **혈액순환의 흐름을 방해하고 면역력을 저하시켜 독소가 쌓이기 좋은 체내 환경이 만들어지는 것이다.**

우리나라 사람들 대부분이 영위하고 있는 이러한 생활 방식은 점점 더 많고 다양한 만성 질병을 일으키는 원인이 된다.

야식은 왜 독소의 주범인가?

요즘 한국인은 '야식의 민족' 이라 해도 과언이 아니다.

특히 코로나시기를 지나면서 음식을 배달시켜 먹는 횟수가 늘어나고 불규칙한 생활과 야간에도 깨어 있는 생활을 많이 하면서 많은 이들이 야식을 자주 먹는다. 게다가 대부분의 사람들이 아침은 거르고 저녁이나 밤에 많이 먹는 식습관이 있다.

야식으로 먹는 음식들은 대개 자극적이거나, 칼로리가 높은 고열량 음식이거나, 지방이 많거나, 조미료와 첨가물이 많은 음식이 대부분이다. 여기에 술을 곁들이는 경우도 많기 때문에 야식은 독소 덩어리다.

이러한 음식들의 성분 자체가 우리 몸에는 독소로 작용한다. 그 뿐만 아니라 늦은 시간에 음식을 먹는 행위 자체가 간에 무리가 된다.

우리 몸은 똑같은 식사를 하더라도 낮에 먹을 때보다 저녁에 먹을 때 몸에 더 많이 열량이 축적된다. 독소도 마찬가지다.

밤에 먹는 습관은 간 기능을 망가뜨린다

한의학에서 축시에 해당되는 새벽 1~3시는 인체의 열두 경락 중간에 해당하는 시간이라 하여 우리 몸에서 해독이 가장 왕성하게 일어나는 시간으로 본다.

해독은 누워서 휴식하거나 잠을 잘 때 제대로 이루어지므로 이 시간에는 잠을 자야 해독도 진행되고 각종 호르몬도 정상적으로 분비된다.

그러나 해독이 일어나야 할 시간에 잠을 자지 않고 깨어 음식과 술을 먹으면 간이 미처 해독을 다 하지 못한다. 음식을 소화시키기 위해 혈액이 위장에 집중되느라, 이 시간에 해독을 해야 할 간에는 혈액이 충분히 제공되지 못하는 것이다.

이때 제대로 처리되지 못한 독소는 그대로 축적되어 다음 날까지 영향을 미친다. 또한 간에서 독소가 해독되지 못한 채 장과 피부 등으로 퍼진다. 이런 과정으로 독소가 축적된다. 그 결과 피로가 누적되고 알레르기 질환 등이 생긴다.

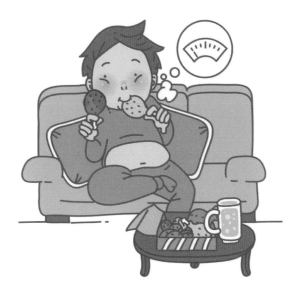

4. 우리 몸은 독으로부터 안전할 수 없다

유해물질이 의외로 많다

'이 세상에 독이 없는 물질은 없다. 독이냐 약이냐는 단지 독이 많은가 적은가의 차이일 뿐이다.'

이 말은 16세기 스위스의 연금술사 파라셀수스가 한 말로 유명하다. 수 세기 전에 한 말이지만 오히려 21세기 환경을 가리키는 말 같다.

사실 인간이 먹고 마시고 숨 쉬는 모든 행위 자체는 몸속에 독소를 집어넣거나 생성시키는 행위라고 볼 수 있다. 다만, 생성된 독소를 잘 해독하면 문제가 안 되는 것이다. 그것이 건강한 몸이다.

이 말은 해독하지 못한 독소가 온갖 문제를 일으킬 수 있다는 뜻이다.

독소가 많다는 것은 우리 몸이 독소에 쉽게 잠식될 수 있음을 의미한다.

우리는 매일 몸속으로 유입되는 독소로 고통받고 있다. **우리가 사는 세상은 이미 독소의 세상이 되어 보이고 먹고 마시는 모든 것이 독이다.**

먹는 음식 속의 독

몸속 대사과정에서 생기는 것이 '내독소' 라면, 외부 환경에서 유입되는 독소는 '외독소' 라고 부른다.

그런데 우리가 사는 도시 환경은 상상을 초월할 만큼 다양한 독소에 점령되어 있기 때문에 여간해서는 벗어나기가 어렵다.

우리가 반드시 해독요법을 해야 하는 이유이다. **일상을 점령한 외독소는 사실상 우리 주변에 있는 거의 모든 물질을 의미한다.**

- 기호식품 속의 화학물질
: 술과 담배 등 중독을 부르는 기호식품, 인스턴트커피, 각종 비타민제와 피로회복제 속에는 화학 합성물질이 들어 있다.

- 인스턴트식품과 가공식품에 든 첨가물
: 햄버거, 피자, 라면, 가공식품, 냉동간식, 각종 감미료와 소스, 가공 음료수, 소시지와 햄, 과자, 빵, 스낵 등에는 식품첨가제뿐만 아니라 수십 가지의 화학색소, 나트륨, 방부제, 정제된 설탕이 함유되어 있다.

또한 가공식품을 포장한 플라스틱 용기에는 다이옥신 등 다양한 환경호르몬이 들어 있다. 환경호르몬은 내분비기관의 생리작용을 교란시켜 각종 질병의 원인이 된다.

- 우유 속의 항생제
: 우리는 우유를 완전식품으로 여기고 칼슘 보충과 성장을 위해 섭취한다. 그러나 우리가 마시는 우유를 제공한 젖소는 넓은 들판에서 신선한 풀을 뜯는 건강한 젖소와

는 거리가 멀다. 신선한 풀이나 오염 없는 건초가 아닌 사료를 먹으며, 우유 생산을 위해 인위적으로 임신 상태가 이어진다. 사료에는 방부제와 항생제 등 인공물질이 첨가되어 있는데, 이 또한 다양한 화학물질이다.

젖소의 체내에 흡수된 화학물질은 젖소가 생산한 우유를 마시는 인간도 섭취하게 된다.

매일 피부에 독을 바르다

- 향기로운 로션 속의 발암물질

: 매일 피부에 바르는 화장품에는 수백여 종의 화학물질이 함유되어 있다. 이 물질들의 대부분은 발암물질로, 암뿐만 아니라 백혈병, 만성피로, 탈모, 신경계 교란 등을 일으키는 원인물질이다.

특히 합성 계면활성제는 알레르기와 아토피 피부질환의 원흉으로, 로션, 샴푸, 린스, 비누, 치약, 바디클렌저 등 피부에 직접 닿는 거의 모든 물질에 상당량 들어 있다.

직접 바르진 않지만 살갗에 닿는 옷과 섬유를 세탁하는 데 쓰이는 세제 및 각종 세정용품에도 들어 있다.

계면활성제는 서로 잘 섞이지 않는 유성과 수성의 여러 원료가 잘 섞이게 하고 거품을 잘 내는 효과가 있어 이러한 용품을 만드는 데 거의 필수적으로 사용된다.

그런데 인체의 피부에 접촉하면 표피에만 머무르는 것이 아니라 진피층까지 침투하기 때문에 문제가 된다.

피부 깊숙이 흡수되어 지방에 축적되며 내부 조직과 세포까지 손상시킨다. 또한 다른 화학물질과 결합하면 발암물질로 바뀌기도 한다.

손닿는 생활용품 속 중금속

- 조리기구와 통조림

주방에서 사용하는 조리기구 중에 알루미늄 성분이 있는데, 알루미늄은 중금속의 한 종류로 조금만 부식되어도 위험한 독성 물질이 발생한다. 또한 알루미늄 자체가 치매와 파킨슨병을 유발하는 대표적인 물질 중 하나이다.

통조림 캔에도 납 성분이 들어 있다. 알루미늄, 납을 비롯한 각종 중금속은 아주 적은 양으로도 한 번 체내에 들어오면 쉽게 배출되기 어렵다. 몸속 단백질 세포에 축적되기 때문이다. <u>중금속으로 인한 독소 축적은 알레르기 질환 및 면역력 저하의 치명적인 원인이다.</u>

- 몸의 일부가 된 독, 아말감

치과 치료를 할 때 충전재로 사용해온 아말감은 사실은 수은 덩어리이다. 그래서 치아에 아말감을 사용한 사람들의 입 속에는 정상보다 몇 배 높은 수치의 수은이 측정된다.

일상 속 흔하게 노출되는 6가지 유해물질

우리나라의 식품의약품안전처에서는 2023년 4월 26일 일상생활의 대표적인 유해물질 6종을 발표했다. 이에 따르면 우리가 쉽게 접하는 유해물질은 크롬, 주석, 파라벤, 바이오제닉아민, 헤테로사이클릭아민, 다이옥신이다.

1. 크롬

→ 프라이팬, 냄비 등 금속 조리도구에서 발견된다.

→ 대표적인 발암물질이며, 호흡기질환과 피부염을 유발한다.

 - 처음 구입했을 때 식초를 첨가한 물을 넣고 10분 정도 팔팔 끓인 뒤 씻어서 사용한다.

 - 조리한 음식은 금속제 용기에 그대로 두지 말고 다른 용기에 옮겨 담는다.

 - 금속 용기를 씻을 때 표면에 스크래치가 생기지 않도록 부드러운 소재로 씻는다.

 - 티백을 너무 오래 우려도 크롬이 나올 수 있으므로 2~3분간만 우린다.

2. 주석

→ 통조림 캔에서 유출된다. 미세먼지 속에서 발견된다.

→ 내분비계를 교란시킨다.

 - 찌그러지거나 파손된 통조림 캔에 든 음식은 섭취하지 않는다.

 - 캔을 개봉한 직후에 음식물을 계속 담아두지 말고 다른 용기에 옮겨 보관한다.

 - 미세먼지가 많은 날은 마스크를 착용한다.

- 김 · 미역 등 해조류를 섭취하면 체내 주석 해독과 배출에 도움 된다.

3. 파라벤

→ 식품, 화장품 등에 보존제로 첨가되어 있다.

→ 피부염과 알레르기를 유발하는 대표적인 환경호르몬이다.

- 3세 이하 영유아의 경우 파라벤 배출 능력이 성인보다 떨어지므로 파라벤이 함유되지 않은 제품을 사용한다.

4. 바이오제닉아민

→ 식품의 발효 과정에서 생긴다. 진공 포장된 식품에서도 검출된다.

→ 알레르기, 복통, 설사, 편두통을 유발한다.

- 발효식품은 저온 및 냉장 보관한다.

- 식품의 소비기한을 지켜 섭취한다.

5. 헤테로사이클릭아민

→ 육류, 어류 등 단백질 식품을 직화로 굽거나 고온 조리할 때 생성된다.

→ 대표적인 발암물질이다.

- 조리할 때 너무 센 불보단 중간 불을 이용한다.

- 탄 부분은 섭취하지 않는다.

- 양파, 마늘을 첨가해 조리하거나 식품을 작은 크기로 잘라 조리 시간을 줄인다.

6. 다이옥신

→ 다양한 물질을 소각할 때 방출된다.

→ 내분비계 교란을 일으켜 면역기능을 손상시킨다. 1등급 발암물질로서 지방에 축적된다.

  - 어류나 육류를 조리할 때 지방이 많은 껍질, 내장 등을 제거한다.

  - 튀기기보다 삶거나 쪄서 섭취한다.

(출처: 식약처 누리집(www.mfds.go.kr), 식품안전나라(www.foodsafetykorea.go.kr))

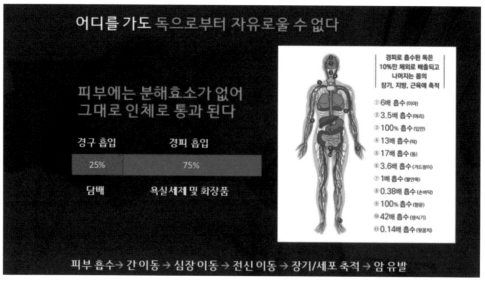

출처: 비움

5. 우리를 둘러싼 환경이 독이다

환경오염으로 인한 독소

19세기 이후 산업화가 진행된 후 21세기에 이르기까지 전 세계에서 빠른 속도로 환경오염이 진행되었다. 이제 환경오염은 일부 국가만의 문제가 아니라 전 지구적인 문제가 되었다.

지구 곳곳의 생태계가 교란되고 쓰레기와 유해물질이 증가하였으며, 공기와 토양, 물이 심각하게 오염되지 않은 곳이 없다. 이는 인간, 동물, 식물에게 직접적인 악영향을 끼치고 있다.

오염된 공기와 토양, 물의 유해한 성분이 우리가 먹고 마시는 물과 농작물, 축산물을 매개로 우리에게 전달되고 있는 것이다.

또한 온난화와 온실효과, 빈도수가 늘어나고 있는 비정상적인 홍수와 가뭄, 이상기온과 이상기후, 황사, 미세먼지 등은 건강만이 아니라 인류의 생존 자체를 위협하고 있다.

이러한 환경오염이야말로 외독소의 가장 큰 요소라 할 수 있다.

대기 오염으로 인한 독소

언제부턴가 한국의 대기는 중국발 미세먼지로 심각하게 오염되어, 공기가 깨끗한 날을 만나기 어렵게 되었다.

잘 알려져 있다시피 미세먼지와 초미세먼지는 그냥 먼지가 아닌 눈에 보이지 않는 중금속으로 이루어져 있어 문제다.

대기오염의 주원인 중 대표적인 것은 석유 연료를 연소하는 과정에서 생성되는 성분들이다. 여기에는 일산화탄소, 이산화탄소, 이산화황, 황산화물, 아황산가스, 질소산화물질 등이 있다.

이러한 다양한 성분들은 코를 통해 체내에 흡수되면서 기관지염, 인후염, 각종 만성 호흡기질환, 비염과 천식 등을 유발한다.

물과 토양 오염으로 인한 독소

토양과 물은 긴밀히 연결되어 있다. 농약과 화학비료, 살충제와 제초제 등은 한 번 토양에 축적되고 나면 없어지기가 매우 어렵다.

오염된 땅에서 자란 곡식과 채소에는 유해한 성분이 없을 수가 없다. 또한 오염된 토양 속 유해물질이 지하수로 유입되고 하천으로 이어진다.

인간이 쓰고 버린 생활하수와 쓰레기, 고기의 대량생산을 위한 수많은 축산시설에서 배출되는 축산폐수, 공장에서 버려지는 공업폐수, 발전소에서 유입되는 방사선물질 등은 토양과 지하수, 하천, 해양을 끊임없이 오염시키고 있다.

우리나라의 수돗물이 안전한 편이라고는 하나, 정수된 수돗물에도 엄연히 중금속과 환경호르몬은 함유되어 있다.

이러한 물과 토양 속 독소가 결국 매일 우리 몸속으로 들어오는 것이다.

그밖에 전자파로 인한 독소도 있다.

늘 한몸처럼 지니고 사는 휴대폰과 스마트패드, 텔레비전을 비롯한 무수한 전자제품 및 일상생활 속의 전기제품은 엄청난 양의 전자파를 배출한다. 사실 전자파는 원인 모를 만성 두통의 주요 원인 중 하나다.

환경 독소 특징은?

환경오염으로 인한 독소는 단순히 생활습관 개선 같은 개인의 노력만으로 완벽하게 막을 수 없다는 점에서 심각하다.

정확히 어디서, 어떤 성분의 독소가, 얼마만큼 인체에 유입되고 있는지 측정하는 것이 불가능하다는 것이 환경 독소의 특징이다. 사실은 수백 수천 가지의 유해성분이 장기간에 걸쳐, 광범위하게 영향을 끼치는 것이라 할 수 있다. 각각 다른 종류의 수많은 성분이 다양한 질병 증상을 일으킨다.

따라서 환경 독소로 인한 질병은 어느 한두 가지만 꼽을 수 없을 정도로 종류가 많다. 그리고 공기나 물처럼 매 순간 접하면서도 당장 막을 수 없기 때문에 거의 평생에 걸쳐 각종 질환의 원인으로 작용한다.

이처럼 우리가 먹고 마시는 수많은 식품과 음료 속 첨가물, 피부에 접촉하는 모든 물질 속의 화합물, 숨 쉬고 살아가는 대기와 땅의 오염물, 사용하는 물품과 도구 속의 화학물질과 중금속은 지금도 우리 몸속에 쌓여가고 있다.

우리의 건강을 위협하는 외독소를 피하기란 거의 불가능하다고 할 수 있다.

인간이 버린 미세플라스틱이 당신 몸으로 침투한다

미세플라스틱은 5밀리미터 이하의 작은 플라스틱 입자를 말한다.

주로 세안용 스크럽 제품, 치약, 바디워시, 화장품 등에 들어 있다. 일부러 입자를 작게 만든 제품의 알갱이가 쓰레기 배출을 통해 바다에 유입된다. 또 제조 당시에는 그기가 컸던 플라스틱 제품이 버려진 후 물과 공기에 의해 마모되면서 알갱이가 작아져도 미세플라스틱이 된다.

현재 수많은 해양생물과 해양생태계가 미세플라스틱 섭취 등으로 죽음에 이르고 해양오염이 될 정도로 미세플라스틱으로 인한 문제가 심각하다.

미세플라스틱은 유해물질을 흡착하는 성질이 있어 넓은 바다를 부유하면서 해수와 해빙, 해양생물을 오염시킨다.

생선과 조개, 갑각류에 미세플라스틱이 있다

바다 오염과 생태계 파괴도 문제지만, 이 독성물질이 결국 인간에게 되돌아온다는 점도 문제다. 미세플라스틱을 섭취한 해양생물이 체내에서 분해되지 않기 때문에, 먹이사슬을 타고 상위 포식자로 이동하기 때문이다.

이는 생선과 어패류를 먹는 인간에게 고스란히 되돌아온다.

실제로 어류의 18%에서 미세플라스틱이 검출되었다는 연구 결과가 있다. 생선은 물론이고 새우와 가재 같은 갑각류, 홍합, 굴, 조개 같은 패류에서 미세플라스틱이 검출된다. 어패류뿐만 아니라 바다에서 채취하는 천일염에도 미세플라스틱이 검출되고 있어 점점 사회문제가 되고 있다.

인간이 버린 쓰레기가 결국 인간의 생존과 건강을 해치는 독소가 되어 돌아오고 있는 것이다.

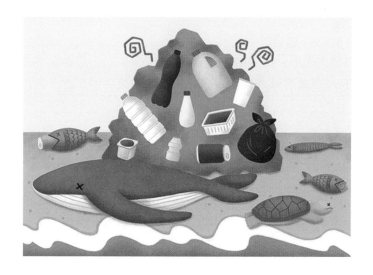

6. 독소, 우리 몸에 어떻게 작용하나

이런 증상이 있다면 독소가 작용하는 것

체내에 독소가 쌓이면 여러 기관과 장기 기능이 제대로 작동하지 못하고 고장 나거나 조화가 깨진다. 이는 사람의 성별, 체질, 연령대마다 각기 다른 질병을 유발한다. 또한 독소의 많고 적음, 성분, 독소가 쌓인 부위에 따라서도 다양한 질환으로 발현된다.

예를 들어 남성에게는 성기능장애, 여성에게는 자궁 쪽 질환으로 나타난다. 청년이라면 위장장애와 피로감과 피부질환으로, 중장년이라면 비만과 고혈압 등 대사장애로, 노년층이라면 치매와 중풍, 암으로 나타난다.

다음과 같은 증상이 하나라도 있다면 당신의 몸속은 독소에 점령당한 것이다. 이는 곧 당신의 몸이 해독을 간절히 바라고 있다는 신호다.

피로를 달고 산다

만성적인 피로와 불면, 수면부족, 체력저하와 기력부족, 두통과 편두통, 어지러움, 이로 인한 이유 없는 짜증과 불안이 일상적이라면 당신의 몸은 독소에 점령당한 것이다.

이밖에도 손과 발이 늘 차가운 수족냉증, 식욕이 없거나 갑자기 너무 많아 폭식하는 것, 기억력이 떨어지고 주의집중이 잘 안 되는 것, 관절염과 어깨 통증 등 몸 여기저기가 아픈 것도 독소가 원인이다.

무엇보다 딱히 정확한 원인을 찾기 어렵고, 병원 가서 정밀검사를 받아도 이렇다 할 진단을 받기가 어려워 치료를 받지 못한다. '만성'이 되는 전형적인 과정이다.

늘 속이 불편하다

위와 장은 독소를 가장 잘 해독해야 하는 기관이면서, 동시에 독소에 가장 취약한 기관이기도 하다.
위장 기관에 독소가 쌓이면 식욕부진과 위염, 위궤양, 역류성 식도염, 역한 구취, 가스가 잘 차는 것, 변비, 과민성대장증후군, 대변을 시원하게 보지 못하는 것 등 다양한 증상이 나타난다.

위장에 독소가 쌓이면 영양분을 제대로 소화, 흡수하지 못하며, 배출될 것을 제대로 배출하지도 못하게 된다. 위와 장에 유해물질이 축적된 시간이 오래될수록 위장뿐만 아니라 간과 신장까지 손상된다.

피부에 생기가 없다

피부 건강은 비싼 화장품을 바르거나 시술을 한다고 해서 해결되지 않는다.
피부가 망가지고 늙고 칙칙해지는 가장 큰 원인은 피부 세포와 몸속 기관에 축적된
독소다.

이 독소는 피부 탄력을 유지시키는 콜라겐과 엘라스틴 분해를 촉진한다. 또한 체내에 광범위하게 쌓인 독소는 몸 전체의 혈액순환과 기혈의 순환을 방해한다. 이는 뇌하수체와 부신에도 영향을 끼쳐 호르몬 분비를 교란시킨다.

그 결과 생기는 것이 기미, 주근깨, 색소침착, 뾰루지, 성인여드름, 건선, 피부알레르기, 탈모, 두피 질환 등이다.

빨리 늙고 여기저기 아프다

고혈압과 고지혈증, 동맥경화, 대사이상, 암, 비만, 당뇨, 중풍, 치매 등은 중년부터 노년기로 갈수록 심각해지는 질병들이다. 그러나 이는 단지 나이가 든다는 이유로 당연히 걸릴 만한 질병으로 생각해서는 안 된다.

노화와 질병을 촉진하는 가장 큰 원인은 독소다.
체내에 과다 축적된 독소는 각 장기가 제대로 영양을 공급받지 못하게 하고, 기혈 순환을 막는다. 장기의 기능은 저하되고 손상되며, 이러한 손상은 세포 단위로 이어진다. 그로 인해 더더욱 독소가 축적되는 노화와 질병의 악순환이 이루어진다.

노화는 자연스러운 과정이지만, 이 과정에서 온갖 질병이 너무 많이 생기는 것은 독소의 영향이다.

각종 내분비장애가 있다

요즘 여성들은 생리불순과 극심한 생리통을 심각하게 호소한다. 생리통이 여성들의 숙명이라고 착각하는 경우가 많지만 이는 사실이 아니다. 독소가 해독된 건강한 몸은 극심한 생리통을 앓지도 않고, 생리불순으로 고생하지도 않는 것이 진실이다.

이처럼 생리통과 생리불순, 자궁과 난소의 크고 작은 질환들, 여기에서 파생된 변비와 피부질환들은 체내 독소로 인해 내분비기능에 장애가 생겼다는 증거다.

체내 독소는 신경전달물질에 영향을 끼쳐 면역기능을 저하시키고 기능장애를 일으

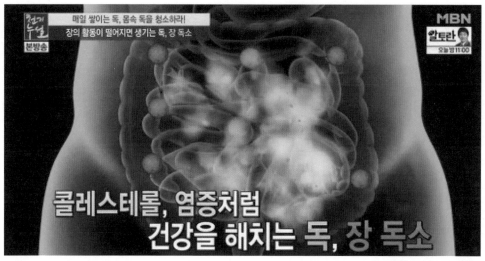

출처: MBN 천기누설

킨다. 따라서 해독을 잘 해야 각종 여성질환과 내분비질환을 치료할 수 있다.

성기능이 저하되었다

몸속의 독소는 호르몬을 교란시키므로, 당연히 성호르몬에도 영향을 끼친다.

남성의 경우 성호르몬 분비가 감소되거나 대사가 비정상적으로 되는데, 이때 생식기에 전립선염과 전립선암, 요도염 등 내분비질환이 발생한다.

만성적인 생식기질환 및 그로 인한 성기능 저하와 각종 질병은 몸속에 독소가 쌓여 있다는 가장 명확한 지표라 할 수 있다. 따라서 자양강장제나 인위적인 성기능 관련 약을 복용하는 것으로는 해결되지 않고, 근본적으로 해독을 통해 신체기능을 정상화시켜야 한다.

나쁜 자세도 몸에는 독이 된다

우리 몸에 독소로 작용하는 것에는 다음과 같은 것이 있다.

첫째, 음식으로 인한 독소다.
수십, 수백 가지 첨가물이 든 가공음식, 항생제를 주입한 가축의 고기와 지방, 위장을 자극하는 맵고 자극적인 음식은 우리 몸에 영양분이 아닌 독을 쌓이게 한다. 한국인이 많이 먹는 항생제와 각종 약도 체내에서는 독소로 작용한다.

둘째, 환경으로 인한 독소다.
중금속으로 구성된 미세먼지와 황사를 일상적으로 호흡하게 된 것은 우리에게 치명적인 독이 아닐 수 없다. 공기와 물, 토양 오염으로 인해 인체에 유입되는 독은 당장 눈에 보이지는 않으나 우리 몸에 장기적인 해를 끼친다.

셋째, 스트레스 받은 마음에서 오는 독소다.
극심한 스트레스와 피로를 견뎌야 하는 생활과 이로 인한 부정적인 감정은 자율신경계에 영향을 끼친다. 분노와 미움, 열등감, 시기심, 불안감, 우울감, 열등감 등은 마음만의 문제가 아니라 신체적 질병으로도 이어진다.

넷째, 나쁜 자세로 인한 독소다.
현대인은 활동하는 시간보다 앉아있는 시간이 많고, 앉아 있을 때도 척추가 틀어진 자세로 앉아 있게 된다. 또한 습관적은 휴대폰 사용으로 거북목, 일자목 증상이 많다. 틀어진 경추와

척추는 혈액순환을 방해하여 독소 배출을 방해하고 디스크 등 난치성 질병을 불러일으킨다. 구부정한 자세보다 꼿꼿한 자세, 다리를 꼬는 자세보다 모으는 자세가 좋으며, 스트레칭과 지압을 자주 해주어 순환이 막히지 않도록 해주어야 한다.

7. 독소가 유입되는 4대 경로

발암물질, 피할 수 없다

동물실험을 통해 증명된 생활 속 유해물질 1,500여 종의 직·간접적인 원인으로는 다음과 같은 것이 있다.

섬유 속 화학물질, 음식 속 식품첨가물과 MSG, 방부제 등 식품 변질 방지제, 각종 처방약과 판매하는 약, 심리적 스트레스, 대기오염, 수질오염, 농약, 생활용품 속 중금속, 망가진 신진대사, 담배, 술······.

하루에 생성되는 독성 물질만 200여 종이 넘고, 우리 몸에 닿는 중 합성섬유 속 화학물질조차 발암물질이라는 사실은 충격을 준다.

그러나 이것이 우리가 처한 현실이다. 이처럼 우리가 먹고 마시는 음식, 생활하는 환경, 나아가 질병을 치료하기 위한 목적으로 복용하는 수많은 약물에도 독소는 없는 곳이 없다.

바야흐로 독소가 창궐하는 시대

독은 더 많아지고 다양해지며 독성은 강력해지고 있다. 바야흐로 독소가 창궐하고

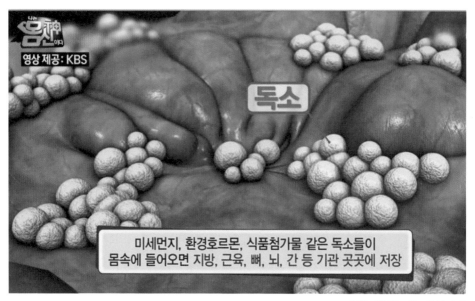

있는 유례없는 시대라 할 수 있다.

인류가 역사를 만들기 시작한 이래 이처럼 다양하고 많은 독이 있었던 적은 한 번도 없었다.

식량이 풍부해져 더 이상 보릿고개를 견디지 않아도 되는 시대에 살게 되고 물질적으로 부족할 것 없는 삶을 살게 되었다. 병에 걸리면 약을 먹고, 백신으로 감염병 창궐을 막는다. 이처럼 풍요의 시대를 누리는 대신 우리는 대가를 지불해야 하는 입장에 놓였다.

우리 몸을 공격하는 독소는 더 강해지고 많아졌으며 매일 새로운 독이 만들어지고 발생하고 있기 때문이다.

독소의 4대 유입경로: 경피, 경구, 경비, 점막

독소가 유입되는 우리 몸의 4가지 경로는 다음과 같다.

첫째, 경피(피부)이다.

즉, 피부를 통해 독소가 유입된다. 피부를 통해 유입된 독소는 그중 10%만 배출될 뿐 나머지 90%는 몸속 지방, 근육, 각 장기에 축적되어 쉽사리 배출되기 어려워진다. 심지어 담배로 인한 암의 위험보다 피부에 접촉하는 로션과 비누로 인한 암의 발생 위험이 사실은 더 크다.

둘째, 경구(입)이다.

즉, 음식을 섭취하는 입을 통해 독소가 유입된다. 이는 독소의 가장 주된 유입 경로라 할 수 있다.

셋째, 경비(코)이다.

즉, 숨 쉬는 호흡을 통해 독소가 유입된다. 최근 황사와 미세먼지로 인해 대기오염이 심각해졌으므로 이 또한 치명적인 유입 경로라 할 수 있다.

넷째, 점막이다.

위 각각의 유입 경로에 존재하는 각 신체부위의 점막, 눈의 점막, 생식기의 점막 등은 민감한 부위이자 독소를 흡수하는 경로이다.

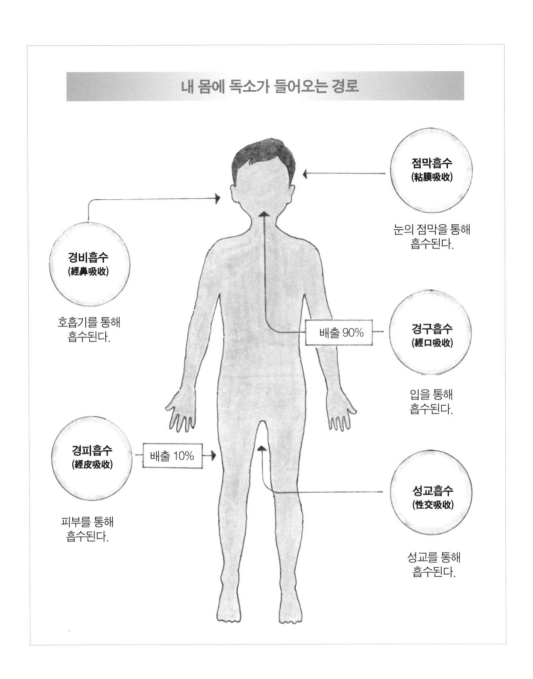

내 몸에 독소가 들어오는 경로

점막흡수
(粘膜吸收)

눈의 점막을 통해
흡수된다.

경비흡수
(經鼻吸收)

호흡기를 통해
흡수된다.

배출 90%

경구흡수
(經口吸收)

입을 통해
흡수된다.

경피흡수
(經皮吸收)

배출 10%

피부를 통해
흡수된다.

성교흡수
(性交吸收)

성교를 통해
흡수된다.

당신의 뇌세포를 죽이는 일상 속의 독소

아밀로이드 베타(amyloid beta)

→ 알츠하이머 환자의 뇌에 쌓여있는 단백질의 일종으로, 스트레스가 많거나 과로하면 증가하는 독소이다. 뇌신경세포를 죽이는 역할을 하여 기억력을 감퇴시킨다. 스트레스를 많이 받으면 스트레스 호르몬인 코르티솔이 분비되며, 이는 해마를 녹이게 된다.

흡연, 음주, 기름진 육류를 많이 먹는 식습관

→ 뇌혈관이 좁아져 혈류를 통해 독소가 배출되지 못하고 해마에 영양이 제대로 공급되지 못한다. 그 결과 뇌세포 수가 감소한다.

고혈압, 당뇨병

→ 뇌혈관이 좁아져 혈류가 감소하며 혈관에 노폐물과 독소가 쌓이게 된다. 특히 당뇨병은 뇌에 포도당 공급을 저해하여 기억력을 감퇴시킨다.

수면무호흡증

→ 깊이 잠들지 못하게 하여 뇌의 휴식과 정보 처리를 방해하고, 체내 산소 농도를 떨어뜨려 기억력 감퇴나 치매 등을 유발한다.

8. 독소로 인한 사망 실태

3명 중 1명이 암으로 사망하고 있다

우리나라의 암 발병률은 해마다 증가하는 추세에 있다. 암의 증가 속도도 빠르고 그로 인해 발생하는 고통도 늘어나고 있다. 이는 사회적으로도 크나큰 손실이 아닐 수 없다.

통계청에서 발표한 사망 통계에 의하면 2021년도 한 해의 사망자 31만 7,680명의 사인 중 가장 많은 것이 암으로 이는 전체의 26%에 달했다.

특히 중년층인 40대 이후 사망자의 압도적인 사망 원인 1위가 바로 암으로, 40대 27.7%, 50대 35.4%, 60대 41.4%, 70대 34.7%, 80세 이상 17.1%로 40대부터 70대까지 가장 큰 비율을 차지하는 실태를 알 수 있다.

<u>사망자 서너 명 중 한 명, 심지어 60대의 경우 둘 중 하나는 암으로 세상을 떠난 것이라 해도 과언이 아니다.</u>

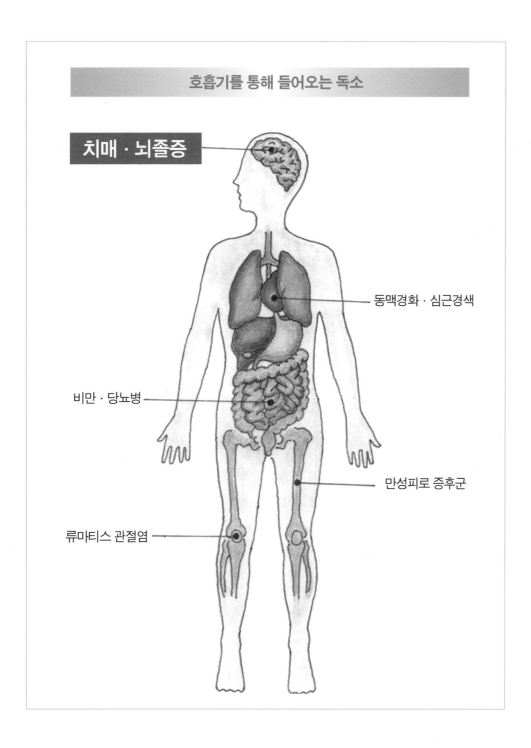

호흡기를 통해 들어오는 독소

치매 · 뇌졸증

동맥경화 · 심근경색

비만 · 당뇨병

만성피로 증후군

류마티스 관절염

암 사망률 폐암, 간암, 대장암, 위암 순

암의 종류별로 살펴보면 폐암(36.8명), 간암(20.0명), 대장암(17.5명), 위암(14.1명), 췌장암(13.5명) 순으로 사망률이 높았다.

성별에 따른 차이도 있는데, 여성(123.4명)보다 남성(199.0명)의 암 사망률이 1.6배나 더 높았다.

남성의 경우 폐암, 간암, 대장암 순으로 사망률이 높고, 여성의 경우 폐암, 대장암, 췌장암 순으로 사망률이 높은 것으로 보아 흡연 여부를 떠나 폐암은 남성과 여성 모두에게 치명적임을 알 수 있다.

무엇보다 암으로 인한 사망률은 10만 명당 161.1명이었는데 그 전년도인 2020년보다 0.6% 늘어나 암의 지속적인 증가 추세를 알 수 있었다.

암 중에서도 폐암, 대장암, 췌장암으로 인한 사망률은 1980년대부터 현재까지도 꾸준히 늘고 있다.

이러한 현상들을 통해 독소로 인한 사망 실태를 적나라하게 알 수 있다.

암 외에도 알코올이 직접적인 원인이 되는 질병의 사망자는 하루 평균 13.5명으로 나타났는데, 알코올 관련 질환으로 인한 사망률은 남성이 여성보다 무려 6.1배나 높았다.

술에 관대한 한국문화 특성도 있으나, 이는 알코올이 인간의 몸에 죽음을 부르는 주된 독소라는 뜻이기도 하다.

암 발병은 독소의 창궐 때문

암은 해마다 발병률이 높아지고 있고, 발병으로 인한 사망률도 심각해지는 추세다. 암 발병이 느는 것과 발병하고 나서 치료가 어려운 것은 여러 가지 요인이 있다. 그러나 많은 요인 중 가장 근본적이고 근원적인 원인은 바로 우리 몸의 독소 때문이다.

이는 암 이외의 사망원인을 살펴보아도 알 수 있다. 암 다음으로는 심장질환(9.9%), 폐렴(7.2%), 뇌혈관질환(7.1%), 고의적 자해(4.2%), 당뇨병(2.8%), 알츠하이머(2.5%), 간질환(2.2%), 패혈증(2.0%), 고혈압성 질환(2.0%) 순이었다.

이를 통해 장기간 축적된 체내 독소에서 비롯된 각종 난치성질환과 만성질환들이 죽음의 주요 원인을 차지하고 있음을 알 수 있다.

문제는 많은 사람이 암을 유발하는 환경에서 살면서 암을 유발하는 생활습관을 유지하고 있다는 점이다.

더구나 암에 걸리고 나서는 치료를 위해 방사선치료와 항암제 등 또 다른 더 강한 독을 몸속에 주입하는 것이 현실이다. 면역에 문제가 생겨 암에 걸렸으나, 그 면역조차 더 약화시키는 것이 암에 대한 병원 치료다.

2021년 통계청 자료

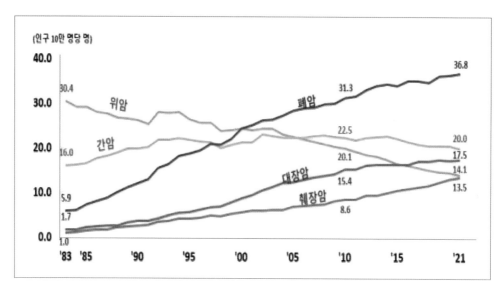

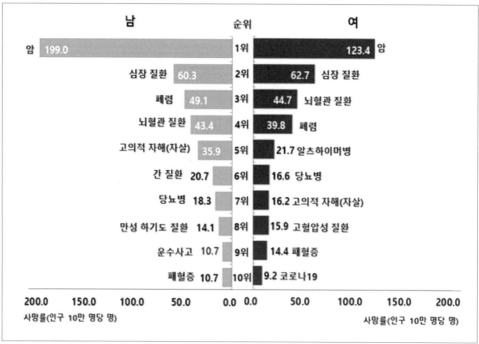

9. 약으로 인한 너무 큰 손실

약에 중독된 대한민국

한국 사람들은 유별나게 약을 사랑한다. 아프면 무조건 약으로 해결하려 한다.

보건복지부에서 매년 발간하는 〈의약품 소비량 및 판매액 통계〉 자료에 의하면 2021년도의 급여 의약품 청구액은 21조 원을 돌파해, 전년 대비 6.5% 증가한 것으로 나타났다. 이는 최근 5년간의 통계를 비교했을 때 꾸준히 증가하는 추세다.

또한 외래의 의약품 청구금액이 입원의 경우보다 3배 이상 증가해 전체 금액의 87%를 차지한 것으로 나타났다.

이를 통해 한국인의 약 의존도가 매우 높으며, 매년 증가하고 있음을 알 수 있다.

질병이 생기면 병원에 가서 약을 처방받아 복용하는 것. 이것이 우리가 생각하는 '치료' 의 전부다. 근본적인 치유는 이루어지지 않는데도 말이다.

감기만 걸려도 항생제?

흔히 감기 증상으로 나타나는 '급성 상기도 감염' 으로 인해 의료기관을 찾았을 때 흔히 항생제를 처방받는다.

그러나 이것이 무조건 옳은 일일까?

이것이 진정한 의미의 치료일까?

건강보험심사평가원이 통계를 산출하는 평가 결과에 따르면, '급성 상기도 감염'에 대해 항생제를 처방하는 비율은 병원이 44.95%, 의원이 34.49%로, 종합병원 24.73%, 상급종합병원 6.10%에 비해 병원과 의원의 처방률이 현저히 더 높은 것을 알 수 있다.

동네 병원이나 의원에 갔을 때 흔히 처방받는 항생제와 각종 약이 사실은 증상을 억제시켜줄 뿐 치료 효과를 나타내는 것은 아닌데, 거의 절반 가까이 항생제를 쓰는 것을 알 수 있다.
감기만 걸려도 당연하다는 듯이 항생제를 처방받고 쉽게 복용하는 행위. 이는 전 세계에서 유독 우리나라에서만 두드러지게 나타나는 현상 중 하나다.

약은 몸 입장에서는 침입자이자

새로운 독소 약은 기본적으로 대량생산되는 공산품이다. 공산품에는 당연히 여러 가지 인공적인 첨가물도 들어 있다.

우리 몸속으로 약이 들어오면 우선 대사과정을 통해 약 성분이 혈관을 타고 온몸을 돌아다닌다. 그러다가 특정 부위에서 그 약이 효과를 나타냄으로써 약의 목적을 달성한다. 목적을 달성하고 남은 성분은 다시 대사과정을 통해 신장을 거쳐 소변과 땀 등으로 체외 배출된다.
그러나 공산품인 약을 장기간 복용하면 약의 성분을 분해하고 해독하는 간과 신장에 무리가 갈 수밖에 없다. 약이란 우리 몸 입장에서는 기본적으로 이물질이라서 간과 신장이 일을 해야 하기 때문이다.

간과 신장에서 해독을 충분히 하지 못한 약 성분은 우리 몸에 독소로 작용하게 된다. 이것이 약의 본질이다.

지나친 약 복용으로 인한 부작용은 이미 임계선을 넘어섰다.

약에 너무 익숙해진 인체는 정작 필요할 때는 약효가 잘 듣지 않는 몸이 된다. 약의 모순이다. 항생제에 내성이 생긴 슈퍼박테리아와 백신이 듣지 않는 새로운 바이러스의 끊임없는 창궐은 약의 남용과 과용에 따른 또 하나의 치명적인 부작용이다.

모든 약이 다 나쁘다고 할 수는 없을 것이다. 그러나 분명한 사실 하나는 약도 또 하나의 독이라는 것이다.

연도별 급여 의약품 입원, 외래 청구금액 현황

보건복지부 '2021년 의약품 소비량 및 판매액 통계' 자료

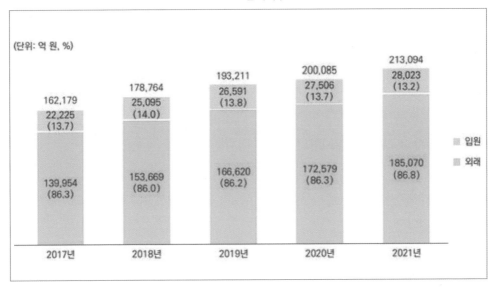

항생제가 오히려 병을 만드는 이유

우리나라의 항생제 처방 비율과 항생제에 대한 내성률은 전 세계적으로 손꼽힐 정도로 높다. 한 예로 선진국에서는 감기에 대해 항생제를 처방해주지 않는 경우가 많은데, 한국에서는 가벼운 감기 증상에도 항생제를 처방하는 비율이 30~40%에 달할 정도다.

항생제란 세균성 감염, 즉 유해한 세균을 죽이는 약을 말한다.
인류가 항생제를 발명한 후 치명적인 병원균을 죽일 수 있게 된 것은 역사를 바꾸는 획기적인 사건이었다. 예전 같았으면 사망했을 질병도 항생제로 인해 사망에 이르지 않고 생명을 살릴 수 있게 되었다.

오늘날에도 세균, 박테리아가 원인인 질병들, 예컨대 장염이나 폐렴 등에 항생제를 처방하는데, 이 병의 원인균을 죽이기 위해서이다. 다만 감기는 세균이 아닌 감기 바이러스에 의한 증상이기 때문에, 감기에 항생제를 처방하는 것은 사실상 큰 의미는 없다.

항생제는 유익균까지 말살시킨다

문제는 항생제가 유해한 세균만 죽이는 것이 아니라 유익한 균까지도 무차별적으로 죽이기 때문에 생긴다.
그러다 보니 장 내에서 비율상 균형을 이뤄야 할 유익균과 유해균을 모두 죽이는 결과를 낳는다. 유익균이 제 역할을 못 하는 환경을 만들어버리는 것이다.

그 결과 장 점막은 손상되고 온갖 유해물질이 독소가 되어 체내에 퍼진다. 장누수증후군을 유발하고 각종 위장장애와 감염, 면역질환에 취약해진다.

더 큰 문제는 이 항생제로부터 살아남는 유해균이 슈퍼박테리아로 변종된다는 점이다. 슈퍼박테리아는 강력한 항생제에도 죽지 않기 때문에, 정작 항생제로 치료해야 하는 큰 병에 걸렸을 때 약효가 듣지 않는다. 말하자면 내성이 높아지는 것이다.

따라서 이제 우리나라도 항생제에 대한 경각심을 갖고 의료기관에서도 처방에 주의해야 한다. 당장 증상을 없앨 수 있어서 편리한 것 같지만 항생제는 위험한 독이 될 수 있다.

몸속의 유익균이 제 역할을 하게 하고 장 기능이 정상화되어 면역을 높이기 위해서는 항생제 사용을 자제해야 한다.

10. 증가하는 아토피 유병률, 무엇을 의미하는가

아토피는 독소로 인한 병

아토피는 가려움증을 동반한 만성적인 염증성 피부질환으로, 전 세계적으로도 환자가 증가하는 추세다. 우리나라에서도 증가 추세는 매년 심각한 수준이다.

건강보험심사평가원에 따르면 아토피 피부질환 환자는 2018년 이후 현재까지도 꾸준히 증가 추세에 있다. 아토피 때문에 병원을 찾는 환자는 한 해에 무려 100만 명에 이른다.

실제로 2017년 93만3,979명이었다가 2018년에 92만1,070명으로 아주 약간 감소했을 뿐, 그 후 2019년에는 94만9,990명, 2020년 97만2,928명, 2021년 98만9,750명 등 매년 현저하게 증가하고 있다.

아토피 환자 중 절반이 어린이와 청소년이라는 점은 개인의 건강 문제를 넘어선 심각한 사회문제다. 2022년도에 아토피질환으로 병원을 찾은 환자 중 0에서 9세까지의 영유아 및 어린이의 비율이 무려 32%였고, 청소년기에 해당하는 10세에서 19세의 환자도 16.2%에 달했다.

우리나라 어린이와 청소년 5명 중 1명 이상은 아토피질환 환자이며, 아토피 유병률은 무려 20%에 달한다.

끊임없이 개발되는 아토피 신약

아토피는 전적으로 독소로 인해 발생한다.

음식의 독소, 환경의 독소, 생활 속 독소, 공기와 물과 토양의 독소가 쌓이고 쌓여 성인뿐만 아니라 산모, 태아, 그리고 갓 태어난 영유아의 체내에도 악영향을 끼친다. 정확히 한 가지 원인으로 발생하는 것이 아니기 때문에 예방하거나 해결하기가 쉽지 않다.

의료계에서는 아토피 치료제가 매우 발전했다고 이야기한다. 바르는 스테로이드연고나 먹는 약은 용량만 잘 조절하면 안전하다는 것이 의사들의 설명이다. 최근에는 효과가 좋은 새로운 치료제가 계속 출시되고 있다고 하면서 적극 권장한다.

가려움으로 인한 고통이 크고 증상이 심해지며 신체적, 정신적 스트레스도 매우 크기 때문에 환자들은 의사의 말을 절대적으로 따를 수밖에 없다.

당장 증상을 가라앉힐 수만 있다면 어떤 약이든 마다할 필요가 없다고 생각하는 것은 환자들의 절실함 때문이다.

독을 가라앉히기 위해 새로운 독을 넣는다

고통을 줄이고자 하는 마음은 너무 당연하다. 아토피 피부질환 환자와 그 가족의 고통은 당해보지 않은 사람은 상상도 할 수 없다.

그러나 현대 의학에서 말하는 아토피 치료는 어디까지나 증상의 억제와 완화라는 점은 변함이 없다.

엄밀히 말하면 몸속 독소를 가라앉히기 위해 더 효과적이고 강력한 독소를 사용하는 것이나 다름없다. 독을 잠시 가라앉히기 위해 독을 바르고 주입한다.

이 강력한 독을 줄이거나 중단했다가는 가려운 증상과 염증반응이 더 심하게 발현되어 고통이 극심해지기 때문에 독소 주입을 그칠 수가 없다. 몸의 입장에서는 시간이 흐름에 따라 더 많고 강한 독소가 끊임없이 들어오는 셈이다.

현대 의학에서는 이것을 '치료'라고 말한다. 그러나 또 다른 관점에서는 진정한 치료란 이와 달라야 한다.

독소로 인한 질병은 독소를 없앨 때 비로소 치료가 된다. 아토피 치료를 위해서는 몸속의 독을 먼저 해독해야 한다.

5년간 아토피 피부질환 환자 추이 (자료 출처: 건강보험심사평가원)

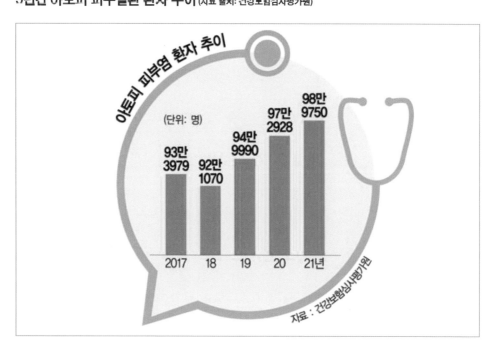

11. 독을 없애는 방법, 제대로 알아야한다

해독을 담당하는 장기들

우리 몸에는 해독을 담당하는 장기들과 기관들이 있다.

각 장기와 기관은 서로 완벽하게 협조하고 조화를 이루며 완벽한 시스템으로 우리 몸을 외부의 적으로부터 보호한다. 그러나 이 시스템 중 한 부분이라도 문제가 발생하면 독소를 배출하는 완벽한 체계가 무너진다. 구멍 난 둑처럼 걷잡을 수 없게 된다. 그러면 진정한 의미의 독소 해독이 일어나기 어렵고, 그 결과 몸에 독이 쌓이게 된다. <u>그러므로 각 장기가 자기의 일을 제대로 해야만 인체의 해독 시스템이 작동하여 필요한 해독이 시작된다.</u>

우리 몸의 각 장기는 다음과 같은 일을 하며 해독을 진행한다.

뇌의 해독은 → 수면을 통해

혈관의 해독은 → HDL(콜레스테롤)을 통해

폐의 해독은 → 호흡을 통해

대장의 해독은 → 배변을 통해

피부의 해독은 → 땀을 통해

신장의 해독은 → 소변을 통해

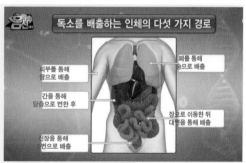

출처: 채널A 나는 몸신이다

해독을 반드시 해야 하는 이유

　몸은 '집' 으로 비유된다. 우리는 집이 더러우면 청소를 한다. 집을 깨끗하게 유지하고 싶은 사람은 매일 부지런히 청소를 할 것이다. 만약 청소를 며칠만 게을리 하면 금세 집안 여기저기가 지저분해진다. 그럴 때는 대청소를 해야만 청결한 환경을 되돌릴 수 있을 것이다.

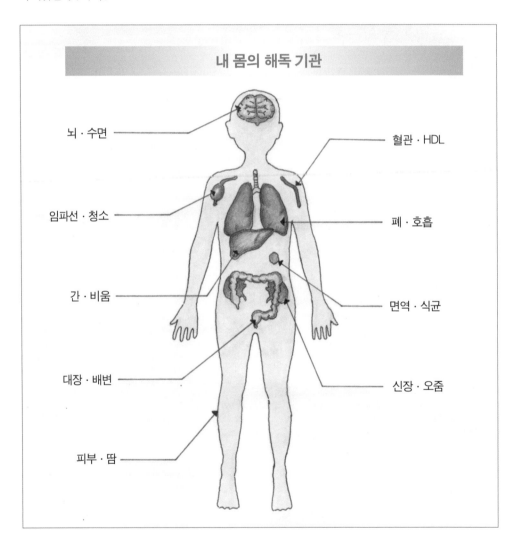

내 몸의 해독 기관

뇌 · 수면
혈관 · HDL
임파선 · 청소
폐 · 호흡
간 · 비움
면역 · 식균
대장 · 배변
신장 · 오줌
피부 · 땀

만약 평소에 매일 청소를 하는 것도 아니면서 주기적으로 대청소도 하지 않는다면?
집에는 먼지가 쌓이고 쓰레기가 뒹굴어 그 안에 사는 사람의 신체 건강은 물론이고 정신 건강에도 문제가 생길 것이 분명하다.

집이 더러우면 청소를 해야 하듯이 우리 몸도 당연히 청소해야 한다.
매일 매순간 새로운 쓰레기가 유입되기 때문에 유입이 덜 되도록 주의해야 한다. 평소 청소를 게을리하고 살았다면 반드시 대청소를 해야만 할 것이다. 대청소를 한 번 한다고 끝나는 것이 아니라 그 이후에도 틈틈이 청소를 해줘야 할 것이다. 이러한 청소가 곧 해독을 의미한다. 즉, 해독은 누구에게나 필요하다. 심각한 질병이 있는 환자뿐만 아니라 스스로 괜찮다고 생각하는 사람에게도 해독은 반드시 필요하다.

아궁이 속을 청소해야 불을 땔 수 있다

모든 동물과 인간은 생명 유지를 위해 음식을 섭취하여 에너지를 얻는다. 장작을 넣어 불을 때는 것과 같다. 그런데 **장작(=음식)을 넣어 불을 잘 때려면 그 전에 먼저 아궁이 속의 재부터 치워야 할 것이다. 이것이 해독의 핵심이다.**
재를 청소하지 않고 장작부터 넣어 불을 지피면 불이 잘 붙지 않고 연기만 많이 난다. 이것이 바로 독소이다.

> 밥 = 에너지
> 솥 = 미토콘드리아
> 아궁이 = 입
> 장작 = 음식
> 재 = 찌꺼기, 독소, 대사의 산물

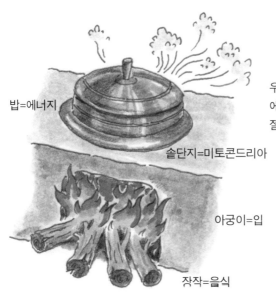

밥=에너지

솥단지=미토콘드리아

아궁이=입

장작=음식

우리는 매일 끊임없이 음식을 섭취하여
에너지를 얻습니다. 이는 생명활동에
절대적 필수요건이기 때문입니다.

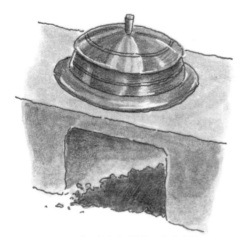

재=찌꺼기, 독소, 대사산물

좋은 장작(음식)을 넣기 전 먼저 해야
할 일은 재를 끄집어내는 것입니다.
이것이 바로 비움의 핵심입니다.
재를 꺼내지 않고 장작을 넣어 불을
지피면 연소가 되지 않고 많은
연기가 납니다.
이것이 모두 독소입니다.

해독이 필요 없는 사람도 있나요? 해독에 대한 오해 Best 10

해독이라고 하면 특별한 사람들만 해야 하는 줄로 오해하는 경우도 있다. 난치성질환이 심각하거나 중증 질환을 앓는 사람만 하면 된다고 오해하기도 하고, 젊은 사람은 안 해도 된다고 잘못 알고 있는 경우도 있다.

그러나 해독이 필요 없는 사람은 없다. 따라서 다음과 같은 오해는 정정할 필요가 있다.

1. "특별히 아픈 데는 없는데 괜찮은 거 아닌가요?" (X)

→ 해독기능과 면역력 저하로 인한 문제는 제대로 자각하지 못하고 지나치는 경우가 많다. 자각증상이 본격적으로 나타나거나 특정 질환이 나타나고 난 후에는 해독에 더 많은 시간과 노력이 들어간다.

2. "작년에 했던 건강검진에서 이상소견이 없었으니 건강한 것 아닌가요?" (X)

→ 건강검진 결과는 최소한의 수치를 확인할 수 있을 뿐, 그 자체가 건강을 증명해주는 것은 아니다. 고가의 종합검진을 해도 암을 초기에 발견하지 못하는 경우도 있다.

3. "몸에 좋은 것도 많이 먹고 건강기능식품도 많이 섭취하는데 괜찮지 않나요?" (X)

→ 해독요법의 관점에서는 무엇을 먹느냐도 중요하지만 그것을 얼마나 제대로 배출하고 처리하느냐도 중요하다. 인위적으로 가공한 모든 식품에는 독소가 들어 있어 신장에 무리를

준다. 먹는 것뿐만 아니라 몸속에서 잘 분해하여 충분히 배출하는 기능이 더 중요하다.

4. "술, 담배도 안 하는데 해독이 필요할까요?" (X)

→ 담배를 한 번도 피운 적 없는데 폐암에 걸리거나, 술을 입에도 안 대는데 간암에 걸리는 사례는 셀 수 없이 많다. 해독을 통해 몸의 기능을 점검하고, 미처 배출되지 못한 독소를 제대로 배출시켜야 건강을 지킬 수 있다.

5. "가족들이 대체로 건강하고 가족력도 없는데 해독을 할 필요가 있을까요?" (X)

→ 질병에는 가족력이 영향을 끼치는 경우도 있지만 상관없는 경우도 있다. 특히 독소로 인한 질병은 환경과 생활 등 복합적인 요인이 많기 때문에 가족력과 상관없이 해독은 도움이 된다.

6. "평소 과일과 샐러드를 많이 챙겨먹는 사람은 해독을 안 해도 되나요?" (X)

→ 좋은 음식을 섭취해도 대사과정 자체에서 독소는 발생한다. 이러한 독소를 잘 처리하는 지가 해독기능을 좌우한다. 채소나 과일을 많이 먹더라도 소화 과정에서 체내에 당산화물이 생성되기 때문에 이것을 잘 해독할 수 있어야 한다.

7. "소화도 잘 되는 편이고 변비가 없으니 해독이 잘 되고 있다고 생각해도 되나요?" (X)

→ 혈액 속의 독소가 잘 배출되기 위해서는 대장의 해독도 중요하지만 신장의 해독도 중요하다. 대변의 배변기능뿐만 아니라 다른 기관들의 해독기능이 제대로 작동하며 조화를 이루는지 점검하는 것이 필요하다.

8. "몇 년째 헬스를 하며 닭가슴살과 채소 위주의 식이요법을 지키고 단백질 보충제도 섭취하고 있습니다. 누가 봐도 건강한 몸을 가지고 있는데 해독이 필요할까요?"(X)

→ 건강은 육안으로 보이는 외적인 부분만이 아닌 몸속 기능이 중요하다. 외적으로 보이는 근육의 아름다움과 체지방률 감소에만 치중하는 경우, 단백질의 과다 복용으로 인해 신장의 해독기능이 망가지는 것을 미처 자각하지 못하기도 한다.

9. "매일 아침 조깅하고 주말에 등산을 다니면서 건강관리를 하고 있으니 해독을 굳이 안 해도 되지 않나요?"(X)

→ 마라톤이나 조깅, 걷기 등은 좋은 운동이기는 하나, 운동 과정에서 체내에 활성산소가 많이 만들어진다. 이 활성산소를 충분히 해독하는 기능이 중요하다.

10. "가끔 피곤하고 스트레스 받을 때가 있지만 주말에 쉬면 다시 나아지곤 합니다. 이 정도면 해독까지는 필요 없는 걸까요?"(X)

→ 평소 피로감이 있다는 것은 신장에 기능 이상이 있을 수 있다는 지표다. 체내 독소는 알게 모르게 쌓여가므로 가벼운 증상이라고 해서 대수롭지 않게 넘기면 결국 큰 병으로 되돌아온다.

3장

건강의 핵심 이해하기

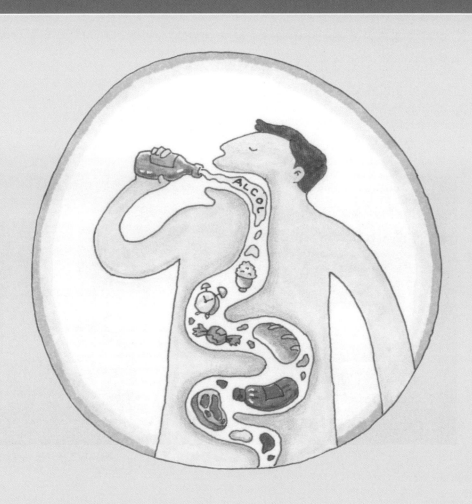

1. 몸의 건강은 장 건강에서 나온다

장의 놀라운 기능

만약 어느 날 갑자기 설사를 한다면 당신은 어떻게 대처하겠는가?

아마도 대부분 약국에 가서 지사제를 사 먹거나, 병원에 가서 설사를 멈추고 복통을 가라앉히는 약과 항생제 등을 처방받을 것이다.

이것이 우리가 아는 상식이다.

다른 증상들도 마찬가지다.

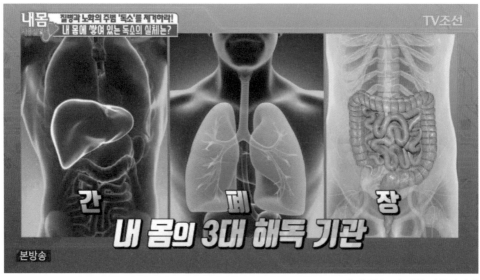

출처: TV조선 내몸 사용설명서

구역질이 나오면 구토를 멈추게 하는 약을 먹을 것이고, 배가 아프면 통증을 멈추는 약을 먹을 것이다.

이것이 현대 의학에서 말하는 기본적인 치료다.

그런데 우리는 설사가 왜 나는지 그 원리부터 제대로 알 필요가 있다.

설사는 장내에 뭔가 위험한 독성 물질이 있어 몸이 위험신호를 감지하고 그것을 재빨리 배출시키겠다는 우리 몸의 반응이다. 빠른 속도로 배출시켜야 독소를 없애 해독을 할 수 있기 때문이다. 배출시키지 않으면 그 독성물질이 우리 몸 전체에 퍼지게 된다는 것을 장은 알고 있다.

이때 지사제를 몸속에 집어넣어 인위적으로 설사를 멈춘다는 것은 장이 하는 해독의 일을 막는 것이나 다름없다. **그 결과 설사를 통해 몸 밖으로 나갔어야 할 독소가 빠져나가지 못한 채 장에 남아 독소로 작용하게 된다.** 효과 빠른 약일수록 어쩌면 우리 몸의 정상적인 기능을 가로막고 있는 것일지도 모른다.

장은 제2의 두뇌

장은 소장과 대장을 가리킨다. 그런데 우리 몸에서 두뇌세포만큼 많은 신경세포가 분포해 있는 기관이 바로 이 장이다.

최근 수많은 연구에서는 장에서 두뇌보다 더 많은 양의 신경전달물질이 만들어진다고 한다. 그 결과 장과 두뇌는 서로 다양한 정보를 주고받을 뿐만 아니라, 때로는 장이 독자적으로 정보처리와 실행의 기능을 맡아서 하기도 한다.

뇌에서 만들어지는 것으로 알려진 세로토닌 등 여러 신경전달물질이 장에서도 많이 만들어지는 것으로 알려졌다. 세로토닌은 행복한 감정 등을 관장하는 신경전달물질이다.

장은 수많은 신경세포의 작용을 바탕으로 두뇌와 협력하기도 하고, 위기상황에서는 두뇌와 별개로 상황 판단을 하고 필요한 것을 실행하기도 한다.

예를 들어 독이 든 음식을 먹었을 때 곧바로 설사를 하는 것은 독을 빨리 배출하기 위한 장의 판단과 실행이다. 두뇌의 명령 없이도 이루어지는 작용이다.

장에서 스트레스를 받으면 뇌도 이를 인식하고, 뇌에서 스트레스를 받으면 호르몬과 자율신경계를 통해 장으로 바로 연결되어 증상이 나타난다.

대체의학이나 자연의학, 해독요법 관점에서는 설사가 나오면 억지로 막는 것이 아니라 오히려 설사를 자연스럽게 하여 독소를 완전히 배출할 수 있도록 돕는다. 그것이 더 건강에 이로운 것으로 보기 때문이다.

만약 구역질이 나오면 전부 다 잘 토할 수 있도록 돕는 것이 몸에는 이로운 일이다.

장은 건강의 뿌리

장의 가장 주된 역할은 섭취한 음식물 속의 영양소를 흡수하는 것이다.

그 다음으로 중요한 일이 체내 독소로부터 우리 몸을 지키는 일이다. 아울러 수많은 신경전달물질을 만들어 위기 상황에 판단과 실행을 하는 기능도 있다.

때문에 장에 문제가 생기면 온몸에 문제가 생긴다. 장에 독소가 쌓이면 그 독소가 온몸으로 퍼진다.

그 결과 영양불균형, 식욕부진, 만성 변비, 알레르기질환, 성인여드름 같은 피부질환 등 광범위한 종류의 질병이 생긴다.

반대로 장이 건강하면 건강의 뿌리가 세워진다.
몸이 가벼워지고 면역력이 강해져 감염병에 쉽게 걸리지 않으며 피부가 맑아진다. 감정을 관장하는 신경전달물질이 장에서 생성되기 때문에 마음도 편해지고 행복감이 커진다.

그렇다면 장 건강을 좌우하는 것은 무엇인가?
그것은 바로 **장에 서식하는 3가지 세균인 유익균, 중간균, 유해균이 서로 균형을 이루되, 유해균보다 유익균이 우세한 상태여야 한다.**

2. 당신도 '장누수증후군'에 걸렸을 수 있다

장이 손상되어 온몸에 독이 퍼지는 병

　장에는 체내 면역세포의 70%가 몰려 있을 정도로 면역에 중요한 역할을 한다. 그런데 체내 독소가 너무 많아지면 어떻게 될까? 장이 그 독소를 처리하느라 과부하가 걸린다. 이렇게 되면 심각한 문제가 생기기 시작한다.

　우선 독소가 상의 벽을 공격한다.
　건강한 상태의 장 점막세포는 이물질이나 독소가 몸속으로 흡수되지 않도록 방어하는 역할을 하지만, 자극적인 음식이나 과도한 항생제 등 약 성분은 강력한 독으로 작용하여 장 점막세포를 손상시킨다. 튼튼해야 할 장벽이 손상되어 틈이 생기는 것이다.

　이 틈으로 독소와 유해물질이 침입해 들어가 혈류를 타고 온몸으로 퍼진다. 그야말로 독이 온몸에 퍼지는 것이다.

　이것이 바로 '장누수증후군' 혹은 '새는 장증후군'(leaky gut syndrome)이라 불리는 질병이다. 말 그대로 장의 방어막이 무너져 독이 온몸으로 누수되는 현상이다.

장누수증후군은 면역이 붕괴된 증거

무엇인 장의 내벽을 손상시키는가?

화학원료를 사용한 방부제와 첨가물이 든 음료와 음식물, 자주 먹는 항생제와 각종 약, 한국인 상당수가 거의 매일 과다 섭취하는 카페인, 극도의 긴장과 불안 등 스트레스, 알코올, 과자나 빵 등에 들어 있는 단순당 등은 장벽을 자극하여 혈류의 공급을 방해하는 대표적인 외독소다.

이러한 외독소는 장내 세포 생성을 방해하고 혈류도 방해한다.

원래 소장 내벽의 점막세포는 매우 치밀한 결합으로 이루어져 있다. 촘촘한 세포조직을 통해 영양분은 흡수하고 유해물은 방어한다.

소장에서 흡수되고 남은 찌꺼기가 대장으로 이동하면 대장에서는 수분과 전해액을 흡수하고, 최종적으로 남은 찌꺼기와 유해물질을 대변으로 배출하게 된다.

그런데 장누수증후군은 장 점막이 손상된 상태가 된 것이기 때문에 장의 주요 기능, 즉 영양분을 제대로 흡수하는 기능이 떨어진다. 잘 먹어도 영양불균형이 생기는 이유이다.

더 심각한 건 체내에 흡수되어야 할 물질은 흡수되지 못하고, 절대 흡수되지 말아야 할 유해균이나 독성물질은 과다 흡수되는 것이다.

장누수증후군으로 인한 증상

장누수증후군에 걸리면 혈류를 타고 독소가 온몸에 퍼진다.

실제로 독소 관련 수치가 높아지는 내독소 반응이 생긴다. 독소에 의한 반응으로 이유 없이 온몸이 아프거나, 마치 감기에 걸린 것처럼 몸살증상이 나타난다.

염증도 잘 생긴다. 장 벽의 틈을 타고 체내에 침투한 독소들은 폐, 간, 심혈관 세포들과 눈, 코, 입, 피부의 점막세포에도 염증을 일으킨다. 그 결과 아토피 체질이 되고 알레르기 피부질환이 생기며, 폐에는 천식, 코에는 비염 등이 생긴다.

또한 체내의 항체와 외부의 항원이 뒤섞여 아군이 아군을 공격하는 일이 벌어지기도 한다. 그 결과 각종 자가면역질환이 나타나기 시작한다. 염증성 장질환, 퇴행성 혹은 류머티스성 관절염 등이 대표적인 자가면역질환이다.

근육, 지방, 자율신경계 등에도 염증이 생긴다. 장에서 해독하지 못한 독소가 제일 먼저 도달하는 간의 해독능력도 현저히 떨어진다.

독소의 과부하가 걸린 까닭이다.

건강한 상태란 쉽게 말해 '잘 먹고 잘 흡수하고 잘 배설하는' 상태를 말한다. 그런데 이러한 기본적인 조건이 무너진 것이 바로 장누수증후군이다.

우리가 먹는 음식과 생활환경, 생활습관은 지금도 우리 몸을 공격하고 있다. **원인 모를 염증성 질환이나 면역성 질환이 낫지 않고 있다면 당신도 장누수증후군에 걸린 것일 수 있다.**

내 몸의 장벽 상태 비교

정상적인 장벽

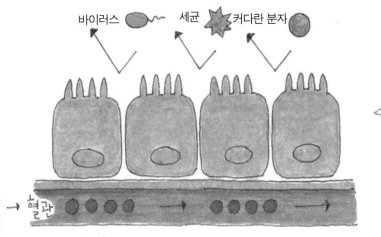

장 누수 상태의 장벽

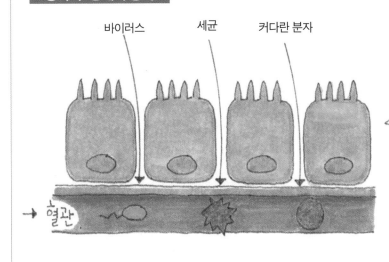

3. 장 손상 원인은 무엇인가

장 손상의 원인 유해균

장 점막세포를 손상시켜 발생하는 장누수증후군의 원인은 다양하다.

가장 중요한 원인으로는 장내 유해균이 너무 많아진 것이다.

장에는 유익균, 중간균, 유해균 비율이 유지가 되어야 하고, 유익균이 유해균보다 우세한 상태여야 한다. 그래야 유해균 증식을 억제하고 장 점막 활동을 도울 수 있다.

그런데 장내에 유익균 보다 유해균이 많아지면 장벽이 버텨내지 못하고 손상된다.

그렇다면 유해균이 많아지는 이유는? 유해균이 증식하기 좋은 환경이 몸속에 조성되었기 때문이다.

유해균이 살기 좋은 환경은 다음과 같다.

첫째, 유해균이 좋아하는 먹이를 제공하는 것이다.

단순당 식품인 밀가루와 글루텐, 흰 쌀밥, 떡과 빵, 과자와 사탕, 설탕이 든 달콤한 요구르트 등은 유해균이 좋아할 뿐만 아니라, 체내에서 부패가 잘 된다. 여기에 식이섬유마저 부족하면 장의 운동기능도 저하시킨다. 변비가 잘 생기고 숙변이 쌓이는 원이 된다.

둘째, 유해균이 좋아하는 환경을 만들어주는 것이다.

알코올이나 항생제 남용은 장벽을 직접적으로 손상시키고 혈관의 벽을 약하게 만들어 유해균이 쉽게 침투할 수 있는 환경을 만든다.

셋째, 유해균이 좋아하는 습관을 유지하는 것이다.

음식을 빨리 먹으면 소화효소가 음식을 충분히 분해하지 못한 채 장으로 가게 되니 당연히 장에서 과부하가 걸린다. <u>한국인이 밥을 물이나 국물에 말아 먹는 식사를 많이 하는 것도 위산을 희석시키고 소화를 덜 되게 해 결과적으로 장에 무리를 준다.</u> 소화가 덜 된 음식물을 장에 보내줄수록 이를 먹이로 하는 유해균이 많아진다.

유해균이 살기 어려운 환경을 만들어라

스트레스도 유해균을 증식시키고 장 점막세포를 손상시키는 직접적인 원인이다. 스트레스는 체내 부신피질 호르몬을 증가시켜 비만세포를 자극하며, 장내 세균을 비롯한 유해균의 이상증식 현상을 만든다. 장벽을 연약하게 만드는 것이다.

스트레스를 해소하기 위해 마시는 술, 즉 알코올 성분은 약해진 장 점막을 불 태워버리는 꼴이다. 항생제나 스테로이드제를 비롯한 각종 약물도 비슷한 역할을 한다.

그렇다면 유해균이 증식하기 어려운 체내 환경을 만들기 위해서는 어떻게 해야 할까?

몸속에서 유해균을 억제, 즉 살균할 수 있는 모든 기능이 정상화되어야 한다.

유해균 살균과 해독을 담당하는 것은 바로 위와 간, 담, 췌장에서 생성되고 분비되는 물질들이다. 위산과 소화효소, 담즙이 정상적으로 충분히 잘 생성되어야 유해균을 억제하여 체내 균형을 되돌릴 수 있다.

그러기 위해서는 규칙적인 식사 등 생활습관의 정상화, 유해균에게 먹이가 되는 음식을 줄이는 식습관의 변화가 반드시 필요하다. <u>내 몸이 알아서 유해균을 억제할 수 있는 체내 환경을 되돌리면 염증성 질환과 면역 관련 질병도 완화되고 증상도 감소한다.</u>

이것이 해독의 기본 원리다.

음식 알레르기도 장 손상 때문일 수 있다

유난히 음식 알레르기가 많은 사람들이 있다. 이것도 못 먹고, 저것도 못 먹어 일상생활에 지장을 많이 받는다. 또 다른 경우는 없던 음식 알레르기가 언제부턴가 갑자기 생기는 경우다. 이런 사례도 많이 발견되는데, 본인도 미처 발견하지 못하여 엉뚱한 다른 질병으로 착각하기도 한다. 병원에 가서 알레르기 검사를 해보면 특정 음식 알레르기 수치가 높아져 있는 것을 확인하게 된다.

음식 알레르기는 타고난 체질이니 어쩔 수 없다고만 생각하는 사람들이 많다. 그러나 음식 알레르기도 알고 보면 장누수증후군으로 인한 증상일 수 있다.

왜냐하면 복합적 원인에 의해 장 벽과 장 점막이 손상되고 약해지면, 독소와 유해물질, 유해균뿐만 아니라 음식물의 큰 분자가 분해되지 않은 채 체내에 흡수될 가능성이 높아지기 때문이다. 점막이 촘촘해야 분자 상태를 걸러내고 분해를 하는데, 점막이 헐거워진 틈새로 특정 성분의 분자가 그대로 몸속에 퍼지니 이상 반응이 생긴다. 그래서 그 음식에 대한 음식 알레르기 증상으로 나타나는 것이다.

음식 알레르기를 예방하기 위해서는 그 음식을 피하고 안 먹으면 되는 것으로 알 것이다. 그러나 장 손상에 의해 생긴 음식물 알레르기인 경우, 해당 음식을 피하는 것은 근본 해결책이 아닐 수 있다. 이 경우에는 해독과 장 환경 정상화를 통해 손상된 장을 건강한 상태로 만들어야 알레르기가 사라진다. 즉, 그 음식을 먹어도 알레르기 증상이 안 나타나게 된다.

4. 장 건강 지키기 위해서는

단순당을 줄여라

장 손상과 장누수증후군을 예방 혹은 치료하기 위해서는 먹는 습관과 생활습관의 변화가 필수적이다. 손상된 장을 정상으로 되돌리려면 기존의 습관을 버리고 바꿔야 한다. 이 변화에서 해독이 시작된다.

우선 흰 쌀이나 밀가루, 가공식품을, 가공된 간식을 줄이거나 금해야 한다.

정제된 흰 곡식과 식품첨가물로 만든 음식에는 단순당이 들어있는데, 단순당은 체내 염증과 장 손상의 주된 원인이다. 따라서 주식으로 먹는 밥도 현미나 잡곡, 통곡물을 반 이상, 흰 쌀은 절반 이하로 섞어 먹어야 체내 염증을 줄이는 데 도움이 된다.

당분은 가공식품 속의 단순당이 아닌 과일 등 자연식품을 통해 섭취하는 것이 좋다.

식이섬유 섭취를 늘려라

풍부한 식이섬유 섭취는 장내 환경을 정상화시키고 독소를 배출하는 데 필수적이다.

식이섬유는 통곡물이나 채소, 해조류에 많이 들어 있다.

체내에서 분해와 소화가 되지 않는 대신, 소화기관을 거쳐 최종적으로 배설되는 과정에서 노폐물을 제거하고 소화기능과 장의 연동운동을 촉진하는 역할을 한다.

식이섬유는 장내 유익균의 에너지원이 된다.

그래서 식이섬유를 많이 섭취할수록 혈당이 정상화되고 유익균 숫자가 늘어나 각 장기의 기능이 촉진된다. 결과적으로 독소를 배출할 수 있는 체내 환경을 만들어준다. 장내 노폐물과 유해물질을 흡착해 대변과 함께 배출하는 역할도 한다.

원래 인류는 정제곡물을 지금처럼 많이 먹지 않았고 식이섬유를 충분히 섭취하는 식습관을 유지해왔다. 그러나 20세기 이후 곡물 정제 기술이 발달하면서 전에 없이 정제곡물을 과다 섭취하게 되고, 그 대신 식이섬유 섭취는 현저히 줄었다.

그 결과 현대인은 각종 위장병에 시달리고 알레르기와 면역질환이 급증한 것이다.

고기는 줄이고 불포화지방산은 늘려라

고기는 중요한 단백질원이기 때문에 고기 자체가 문제는 아니다. 그러나 오늘날 현대인이 고기를 너무 많이 먹는 것은 문제다.

더구나 축산업에서 대량 생산되는 육류에는 성장호르몬, 각종 항생제, 인공사료 속의 화학물질, 중금속이 함유되어 있다. 스트레스가 많은 비정상적인 환경에서 자라 당연히 가축의 체내 독소가 많고, 고기만을 위해 비정상적으로 사육되기 때문에 포화지방의 비율도 높다.

고기 속의 이러한 유해물질과 포화지방산은 우리 몸에 단백질을 제공하는 이득보다는 독소로 인한 손해를 더 준다. 고기를 많이 먹고 서구식 식사를 할수록 비만과 심장질환, 혈관질환 등 성인병 발병 확률이 높다.

해답은 불포화지방산에 있다.

포화지방산은 콜레스테롤 수치를 높여 악영향을 끼치지만, 불포화지방산은 콜레스테롤을 낮추어 심혈관질환을 예방하는 효과가 있다. 불포화지방산은 체내에서 합성하지 못하여 음식물로 섭취해야만 하기 때문에 '필수지방산' 이라고도 부른다.

이러한 불포화지방산 중 등푸른 생선과 견과류, 들기름에 들어 있는 지방산을 '오메가3 지방산' 이라 하고, 참기름, 옥수수유, 해바라기씨유 등에 들어 있는 지방산을 '오메가6 지방산' 이라고 한다. 올리브유나 견과류에는 단일 불포화지방산이 들어 있다. 따라서 이 3가지 종류의 지방산을 고루 섭취하는 것이 좋다.

유산균은 유제품보다는 전통 발표음식으로

유산균 섭취를 통해 유익균을 늘려주는 것도 장 건강에 중요하다. 그런데 유산균을 위해 시중에 판매하는 요거트를 많이 먹을 경우 부작용도 있을 수 있다. 왜냐하면 시중에서 판매하는 달콤한 맛의 요거트에는 유산균도 있지만 설탕과 당, 각종 식품첨가물도 들어있기 때문이다.

더구나 우유 자체에 이미 항생제와 화학물질이 들어 있기 때문에, 해독의 관점에서는 우유와 요거트는 해독에 그리 유익한 식품이라 보기 어렵다.

따라서 우유 제품보다는 우리나라의 발효된 김치, 전통 생된장, 생청국장 등의 천연 발효음식을 통해 유산균을 섭취할 것을 권장한다.

미지근한 물을 자주 마시면 해독 효과가 있다

물은 인체를 구성하는 물질 중 가장 큰 비율을 차지한다. 몸 전체의 혈류를 유지하고, 체온을 정상적으로 조절하며, 체액과 삼투압을 조절해 우리 몸의 항상성을 유지하는 것은 우리 몸이 물로 구성되어 있기 때문이다.

물은 노폐물 배출의 중요한 매개체이기도 하다. 따라서 물을 얼마나 잘 섭취하느냐에 따라 우리 몸의 정상적인 해독기능이 큰 영향을 받는다.

〈해독을 위한 물 마시기 요령〉
- 한꺼번에 많이 마시지 말고 조금씩 천천히 자주 마셔라.
- 너무 뜨겁거나 찬 물보다는 적당히 따뜻하거나 미지근한 미온수를 마셔라.
- 식사 중에는 물을 많이 마시지 말라. 식사 중이나 직전, 직후에 마시는 물은(국물 포함) 총 한 컵을 넘지 않아야 한다. 식사 중의 너무 많은 물(국물) 섭취는 위산과 소화액을 묽게 만들어 소화기능을 저해한다. 예를 들어 많은 양의 국물에 밥을 말아 국물까지 남김없이 먹는 것은 위장에 무리를 주는 매우 해로운 식습관이다.
- 식간, 즉 식사 후 2시간 후부터 식사 전 30분 이전까지 자주 마시는 것이 좋다.
- 하루에 마시는 물의 총량은 약 2리터 정도가 좋다.

스트레스가 장을 망가뜨리는 과학적 원리

스트레스를 받으면 배가 살살 아프거나, 소화가 안 되거나, 설사를 하는 등 위장병 증상이 생기는 경험을 해보았을 것이다.

스트레스가 위장장애와 밀접한 연관이 있다는 것은 잘 알려져 있다. 오늘날에는 장의 놀라운 기능이 구체적으로 알려지고 스트레스와 장이 어떤 메커니즘을 갖고 있는지 많은 사실이 과학적으로 밝혀졌다.

그중 가장 중요한 발견은 도파민, 세로토닌 같은 중요한 신경전달물질이 뇌에서뿐만 아니라 장에서도 상당량 생성된다는 것이다. 스트레스를 줄이고 행복감을 느끼게 하는 호르몬인 세로토닌의 경우 뇌에서보다 오히려 장에서 더 많이 만들어지는 것으로 알려졌다.

우리가 스트레스를 받으면 스트레스에 대항하기 위한 호르몬이 뇌에서 분비되는데, 장에서도 세로토닌이 만들어진다. 세로토닌이 생성되면 장이 연동운동을 활발히 하게 되는데, 이는 마치 독성물질을 섭취했을 때처럼 독소를 빨리 밖으로 배출하려는 장의 반응이다. 그로 인해 배가 아프다고 느끼거나 설사를 하게 되는 것이다.

그러나 반복적이고 극심한 스트레스는 스트레스 호르몬인 노르아드레날린이 장에서 생성되도록 만들고, 장에 작용하는 자율신경의 균형을 깨뜨리며, 장 점막을 약화시킨다.

그 결과 장내의 유해균과 유익균이 불균형이 생겨 유해균이 우세해진다. 스트레스를 방어하는 세로토닌과 코르티솔 생성은 줄어든다. 면역력은 약해지고 온몸에 독소가 퍼지는 악순환이 생기는 것이다.

스트레스는 단순히 심리적인 문제가 아니라 실제로 장 점막을 손상시키고 유해균을 늘리며 장의 정상적인 호르몬 생성을 저해한다.

따라서 해독을 통한 근본적인 치료는 장 점막을 정상화시켜 독소에 대항하는 장의 본연의 능력을 되살리는 데 있다.

5. 해독과 신진대사 제대로 알기

대사증후군의 정체는

몸속 독소로 발생하는 흔한 질병 중 하나가 바로 대사증후군이다.

대사증후군이란 대사장애로 인해 고혈압, 고혈당, 고지혈, 비만 등 여러 가지 질환이 한꺼번에 나타나는 질병 상태를 의미한다. 대사 활동이 정상적인 기능을 하지 못하는 것이다.

여기서 '대사'란 무얼 뜻하는 것일까?

대사에는 다음과 같은 종류가 있다.

1. 기초대사

생명을 정상적으로 유지하는 데 필수적인 과정을 통해 에너지를 소모하는 것. 심장박동, 체온 유지, 뇌 활동, 효소 생성 등을 위한 활동.

* 기초대사량: 생명을 유지하는 데 쓰이는 최소한의 에너지량. 하루에 소모하는 총에너지의 60~70%를 차지한다.

2. 소화대사

소화과정을 통해 에너지를 소모하는 것. 음식과 물이 체내 섭취된 후 에너지원으로 변환되는 모든 과정.

3. 활동대사
여러 활동과 운동 등 물리적으로 몸을 움직이는 것을 통해 에너지를 소모하는 것.

대사 문제는 곧 해독의 문제

대사활동 중 신진대사는 '물질대사' 라고도 한다. 이는 음식을 통해 섭취한 영양분을 체내에서 분해하고 합성하여 생명활동에 필요한 에너지를 생성하고, 다 쓰고 난 찌꺼기를 몸 밖으로 배출하기까지의 모든 과정, 즉 우리 몸의 생명을 유지하고 정상적으로 기능할 수 있도록 하는 모든 과정이다.

음식, 물, 산소는 우리 몸에 들어와 여러 대사활동을 거쳐 대소변, 땀, 이산화탄소가 되어 배출되며 이 과정에서 만들어지는 에너지를 우리 몸이 사용한다.

공장에서 쓰레기와 폐기물이 나오듯이 이러한 신진대사 과정에서는 활성산소 등 부산물이 생긴다.

그러나 우리 몸은 이러한 부산물을 제거할 수 있는 완벽한 시스템을 지니고 있다. 이것이 항산화 시스템이자, 우리 몸의 본연의 해독기능이다. 이 모든 것이 신진대사에 포함되는 것이다.

그런데 공장에서 기계 이상으로 인해 생산 라인에 문제가 생기거나 부산물이 제대로 제거되지 않으면 정상적으로 제품을 생산할 수 없을 것이다.

그런 것처럼, 우리 몸도 신진대사 과정에 문제가 생기면 어딘가 고장이 나거나 불필요한 오염물이 생긴다.

그것이 바로 여러 종류의 질병이며, 질병은 정상적 기능이 안 돼 면역력이 떨어진 상태이다. 우리가 흔히 말하는 대사증후군이란 '신진대사장애' 와 같은 말이다.

결국 대사와 관련된 여러 질환은 대사과정의 중요한 부분인 부산물의 체외 배출과 체내 해독에 이상이 생긴 것을 의미하는 것이다.

이처럼 면역, 대사, 해독은 서로 긴밀하게 연결되어 있다.

이거 알아요?

해독에 필요한 영양소 파이토케미컬, 알고 있나요?

'영양소' 란 우리가 섭취하는 음식 속의 여러 물질 중에서 신진대사에 쓰이는 재료를 말한다. 즉, 생명활동 유지와 성장, 에너지 공급에 필요한 물질이다.

에너지를 공급하기 위해서는 탄수화물, 단백질, 지방의 3대 영양소가 반드시 필요하다. 그리고 신진대사를 위해서는 여기에 2가지를 더해 비타민, 미네랄의 5대 영양소가 필요하다. 비타민과 미네랄은 채소와 과일, 현미, 천연소금 등에 들어 있다.

그리고 이 5대 영양소에 식이섬유, 물, 파이토케미컬의 3가지를 추가한 것을 8대 영양소라고 한다.
- 3대 영양소: 탄수화물, 단백질, 지방

- 5대 영양소: 탄수화물, 단백질, 지방 + 비타민, 미네랄
- 8대 영양소: 탄수화물, 단백질, 지방, 비타민, 미네랄 + 식이섬유, 파이토케미컬, 물

파이토케미컬이란 무엇일까?

생소하게 들릴 수 있지만 이는 식물에 존재하는 여러 가지 식물성 화학물질을 뜻한다. 강력한 항산화기능, 면역기능, 항염기능, 항암작용, 노화 방지 등의 역할을 한다. 알록달록한 색깔을 지닌 식물에 들어 있는 경우가 많기 때문에 이러한 식물의 식재료를 '컬러푸드' 라 부르기도 한다.

- 파이토케미컬이 들어 있는 식물성 식재료
알리신이 들어 있는 마늘, 캡사이신이 들어 있는 고추, 이소플라본이 들어 있는 콩, 카네킨이 들어 있는 녹차, 라이코펜이 들어 있는 토마토, 레스베라트롤이 들어 있는 포도, 사포닌이 들어 있는 인삼, 설로라판이 들어 있는 브로콜리 등.

파이토케미컬이 든 식품을 섭취하면 항산화 효과로 인해 체내 독소인 만성적 염증이 개선되고 대사기능을 촉진하며 면역력을 높여준다.
그래서 해독과 파이토케미컬은 중요한 관계라 할 수 있다.

6. 활성산소는 세포에 치명적인 독

세포를 부식시키는 활성산소

신진대사 과정이 산소를 태워 영양분과 에너지를 얻는 과정이라면, 그 과정에서 생기는 부산물, 즉 공장의 매연이나 자동차의 배기가스 같은 것을 활성산소라고 한다.

원래 활성산소는 신진대사에서 자연스럽게 발생한다.

우리 몸이 정상적으로 작동하고 면역과 항산화작용을 제대로 하면 그 과정에서 활성산소는 제거된다. 활성산소를 잘 제거함으로써 신체 각 장기와 혈액을 보호할 수 있다.

그러나 매연이나 배기가스가 너무 많이 생긴다면 그 공장이나 자동차에 뭔가 고장이 났음을 짐작할 것이다. 마찬가지로 너무 많은 활성산소는 각 기관을 세포 단위부터 부식시켜버리게 된다.

부품이 다 녹슬어버린 공장을 상상해보라. 아무것도 제대로 만들 수 없게 되어 가동이 중단될 것이다.

이렇게 노화되고 부식된 세포는 염증을 유발하거나 스스로 암세포가 된다. 그 결과 각종 만성염증질환, 대사장애, 암, 치매 등이 발병한다. 세포가 부식된 몸은 면역력이 제대로 발동하지 못하여 또 다른 질병을 불러일으킨다.

항산화는 해독의 열쇠

활성산소가 과다 생성되는 이유는 몸 밖에서 유입되는 다양한 종류의 독소 때문이다. 유해물질이 함유된 영양분을 과도하게 섭취하거나 과식, 폭식으로 인해 영양소의 불균형이 깨져도 활성산소가 많이 생긴다.

불균형한 과다 영양 섭취는 활성산소를 많이 만들기도 하지만, 또 다른 악영향도 끼친다. 넘쳐나는 노폐물이 지방에 저장되고 이것이 각종 염증을 유발하기 때문이다.

과다 생성된 활성산소를 제거하는 것은 해독의 첫 번째 열쇠와도 같다.

이를 위해서는 유해한 음식물 섭취를 줄이는 대신 항산화작용을 하는 비타민과 미네랄, 식이섬유, 파이토케미컬 같은 영양소를 충분히 섭취해야 한다.

스트레스를 줄이고 적절한 수면, 규칙적인 식사 등 생활습관을 정상화시켜야 활성산소를 줄일 수 있다.

독소를 제거하고 항산화작용을 하는 영양분을 꾸준히 섭취하면 세포 노화를 방지하고 혈액을 맑게 하며 염증을 줄일 수 있다. 이것이 면역력 향상과 건강 회복의 첫 걸음이다.

7. 음식으로 얻은 독, 음식으로 해독하기

무엇을 먹고 있는가

8대 영양소를 빠짐없이 고루 챙겨먹는 식습관은 건강을 위한 첫 단추이자, 해독을 위한 기본 중의 기본이다. 그런데 해독을 제대로 하려면 평소 어떤 음식을 먹고 있었는지부터 점검해야 한다.

이때 긱 영양소를 어띤 음식으로 섭취하느냐가 중요하다.

예를 들어 같은 칼로리의 탄수화물이라 하더라도 통곡물로 섭취하는 것과 액상과당 형태로 섭취하는 것은 체내에 들어갔을 때 전혀 다른 작용을 한다.

액상과당은 고과당 옥수수 시럽(corn syrup)이라고도 하는데 옥수수에 들어 있는 녹말의 포도당 성분을 화학적으로 전환해 만든다. 적은 양으로도 강한 단맛을 내기 때문에 과자나 빵, 탄산음료 등 사실상 거의 모든 가공식품과 간식 종류에 첨가되어 있다.

과당 자체가 유해한 것은 아니다. 그러나 과당이 들어간 음식을 먹게 되면 단시간에 너무 많은 당을 섭취하더라도 몸이 이를 잘 자각하지 못하게 된다.

혀에서는 자각하지 못하지만 우리 몸에서는 대사과정에 혼란이 일어난다. 그래서 각종 대사증후군, 성인병, 당뇨병 등을 유발하는 것이다. <u>음식은 무엇을 어떻게 먹느냐에 따라 약이 되기도 하지만 치명적인 독소가 되기도 한다.</u>

해독 영양소 알고 먹기

평소에 패스트푸드와 인스턴트식품을 자주 먹거나, 고기나 가공육류, 기름에 튀긴 음식을 즐겨 먹는 사람이라면 이미 몸속이 독소로 가득 차 있을 것이다. 해독을 위해서는 해독과 항산화, 독소 배출을 돕는 음식을 충분히 자주 섭취해 식습관 자체를 바꿔야 한다.

오징어와 문어, 조개, 굴 등에 들어 있는 타우린은 담즙 분비를 촉진하고 간과 혈액 속의 독소와 지방 배출을 도와 간세포를 보호한다.

녹차에 든 카테킨은 지방을 분해하고 항산화작용을 해 산성화된 몸속을 해독하는 성질이 있다.

달걀과 당근, 시금치, 호박 등에 들어 있는 비타민A는 항암 효과가 있어 암을 유발하는 독소를 해독하는 역할을 한다.

대두와 달걀 노른자에 들어 있는 레시틴은 콜레스테롤 등의 독소를 배출시키는 작용을 하고, 체내 콜레스테롤 합성을 저해한다.

비타민B는 몸속에서 강력한 독소로 작용하는 알코올의 해독과 배출을 돕는 영양소이다. 콩에는 비타민B1, 시금치와 달걀에는 비타민B2, 도미나 굴비에는 비타민B3, 녹황색 채소에는 비타민B5, 바나나와 김에는 비타민B6가 들어 있다.

버섯과 해산물에 들어 있는 셀레늄은 항산화 효소를 만드는 데 필수적인 물질이다.

견과류에 들어 있는 불포화지방산은 체내에서 항산화작용을 하고 간의 지방과 독소를 제거하는 데 도움이 된다.

당신의 몸에 독소가 쌓이는 4대 습관

독소가 많은 시대와 환경에 살고 있는 것은 어쩔 수 없지만 적어도 독소를 쌓는 습관은 바꿀 수 있다. 오랜 시간 동안 익숙해진 습관을 바꾸는 노력만 해봐도 우리 몸의 해독기능을 어느 정도는 되돌릴 수 있다. 생활습관을 점검하고 조금만 바꿔도 몸이 변화할 수 있다.

다음 4가지는 자기도 모르게 우리 몸속에 독소를 쌓게 만드는 흔한 습관이다.

1. 술을 자주 마신다.

한국인은 유독 과음하는 문화에 관대하고, 술로 인한 건강의 위험성을 과소평가한다. 알코올은 그 자체로 장 점막을 직접적으로 손상시키는 원인이자 독소로 작용한다. 혈관과 장기에 염증을 일으키는 원인이 되기도 한다.
칼로리도 높을 뿐만 아니라, 위장의 벽을 약화시켜 장누수증후군을 유발한다. 지방에 축적되는 알코올은 강력한 독소로 작용하며, 인슐린 저항성을 높여 대사증후군을 유발한다.

2. 물 대신 커피나 가공음료를 마신다.

하루에 커피 한 잔 이상은 거의 누구나 마실 정도로 한국인은 커피를 많이 마신다. 우리나라의 커피 소비량을 살펴봐도 전 세계 평균보다 훨씬 높다. 심지어 여름이든 겨울이든 마치 물을 마시듯이 커피를 마시는 사람들도 많다. 커피 말고도 피로회복제 소비량이 매우 많은데 피로회복제도 사실은 카페인 음료다. 카페인은 액상 감기약에도 함유되어 있다.

한 번 체내에 흡수된 카페인 성분은 완전히 분해되고 배출되기까지 9시간 이상 소요된다. 즉 소량의 커피를 한 번만 마셔도 그 후 9시간 동안은 카페인을 해독하기 위해 우리 몸이 무리를 한다.

커피 외에도 탄산음료나 가공음료를 물 대신 마시는 습관도 독소를 쌓는다. 모든 가공음료 속의 액상과당은 대사에 교란을 일으키며, 탄산음료 속의 탄산은 위벽에 강한 자극을 주어 염증을 일으킨다.

3. 잠을 충분히 못 잔다.

수면 부족은 체내 독소 축적의 가장 직접적인 원인 중 하나이다. 잠을 적게 잘수록 전반적인 호르몬 체계가 교란되고 면역력이 저하된다. 이는 독소가 창궐하기 좋은 체내 환경을 만든다. 독소 축적을 줄이려면 성인의 경우 최소한 하루 7시간 이상 자야 한다.

4. 끼니를 거르거나 한꺼번에 먹는다.

바쁜 일상으로 인해 식사를 제때 못하거나, 한꺼번에 몰아서 먹는 사람이 많다. 낮에는 끼니를 제대로 챙기지 못하다가 밤에 야식으로 폭식을 하기도 한다. 이러한 습관이 독소를 쌓는 주된 행동이다.

매일 규칙적으로 같은 시간에 식사를 하지 않을 경우, 소화기관에서 충분한 소화액을 만들어내지 못한 상태에서 음식물이 들어가 소화에 장애가 생긴다. 이로 인해 위장의 점막에 손상이 가 연쇄적으로 위장 기능을 약화시키고 독소가 침투할 수 있게 만든다.

식사할 때 간 해독에 도움이 되는 음식

단순당과 액상과당이 들어 있는 음료와 간식, 식품첨가물이 들어 있는 가공식품과 인스턴트 식품, 삼겹살처럼 지방과 콜레스테롤이 많은 육류와 소시지, 햄 같은 가공육 등의 음식은 체내에 독소를 축적시키는 음식이다.

체내 독소를 해독하는 역할을 하는 간에 타격을 주어 간의 해독기능을 저하시키고 간세포를 파괴한다.

반대로 가공하지 않은 천연식품, 비타민과 무기질이 풍부한 식품, 항산화 식품은 손상된 간세포를 복구시키고 간 해독을 도와주는 음식들이다.

- 지방이 적은 살코기 위주의 육류, 생선, 콩, 두부에 든 단백질.

- 비타민과 무기질이 많은 녹황색 채소류 (브로콜리, 케일, 샐러리, 시금치, 당근, 미나리,

  부추, 두릅 등), 담색 채소류 (양배추, 마늘, 콩나물, 숙주, 무, 더덕 등)

- 비타민A군 (우유, 달걀, 시금치, 당근, 호박 등), 비타민C군 (브로콜리, 피망, 시금치,

  딸기와 오렌지류 과일), 비타민E군 (올리브유, 옥수수유, 견과류, 아스파라거스 등)

- 해조류 (김, 미역, 파래 등)

- 항산화작용을 하는 폴리페놀 (검은콩, 녹차, 블루베리 등 베리류, 올리브, 사과, 케일, 강황 등)

내 몸에 필요한 영양소

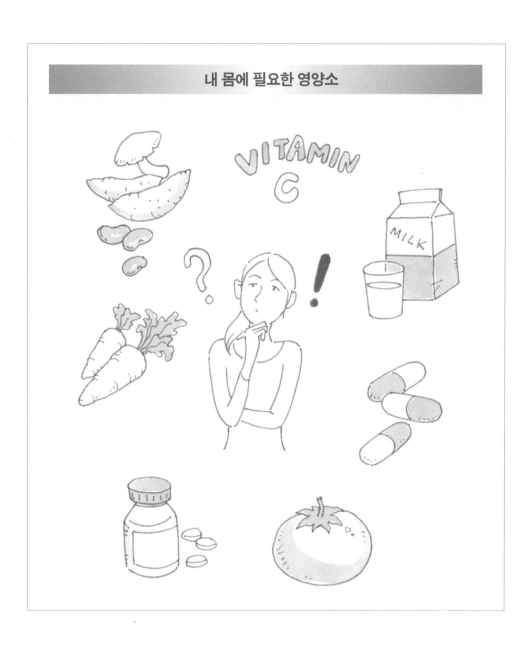

4장

독으로 발생하는 질병들

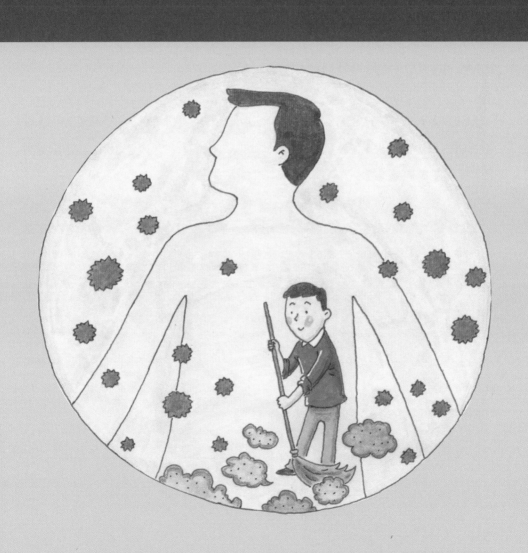

1. 암

독소를 제거할 때 암 치료가 시작 된다

암은 전 세계인의 골칫거리다. 암으로 인한 사망률은 해마다 꾸준히 증가 추세에 있으며 지속적으로 상승세를 타고 있다.

남자는 평균 3명 중 1명, 여자는 5명 중 1명이 암으로 사망한다. 이 추세대로라면 다음 세대는 2명 중 1명이 암으로 사망할 것이라고 전문가들은 보고 있다. 그만큼 암의 공포가 짙게 드리우고 있다.

의학의 발전과 약의 발달이 인류의 수명을 연장하고 인간의 능력으로 유전자도 조작할 수 있게 된 시대이다. **인류가 수많은 질병에 안녕을 고할 수 있게 된 시대에 아이러니하게도 암의 발병과 증가 속도를 멈추게 할 뚜렷한 대책이 없는 것 또한 암담한 현실이다.**

암은 우리 삶 속에 너무 가까이 있다. 그런데도 암을 완치할 수 있는 방법은 여전히 난제이다.

도대체 무엇이 문제일까?

약을 많이 먹을수록 약이 잘 안 듣는다

암은 몸에 독소가 쌓여서 생긴 질병이다. 몸에 독이 쌓였다는 것은 대청소를 한 번도 안 한 집처럼 몸이 더러워졌다는 뜻과 같다.

암에 걸리면 온몸은 독과의 싸움을 한다. 독이 온몸을 떠돌아다녀도 이를 방어할 면역력이 이미 바닥을 드러냈기 때문에 특별히 저지할 방법도 없다. 그래서 암에 걸리면 감기조차 걸리지 않게 된다.

현대 의학 관점에서는 이 독소를 저지할 유일한 방법은 항생제다. 그래서 모든 질병에 항생제 투여를 적극 권장하고 늘리게 된다.

하지만 어려서부터 일상생활에서 항생제를 남용한 한국인은 항생제가 잘 듣지 않는 경우가 의외로 많다. 몸이 이미 항생제에 길들여졌기 때문이다. 그래서 더더욱 항생제로 건강을 회복하기란 어렵다.

문제는 항생제가 더 큰 독이라는 것이다. **독을 저지하기 위해 더 악한 독을 몸에 퍼붓는 것이다.** 그러면 암이 더 빨리 자라고 추후에는 현대 의학으로는 한계점에 도달했다고 한 뒤 포기한다. '연명치료' 밖에 답이 없다고 한다.
모든 노력이 한순간에 절망으로 바뀐다. 이것이 바로 암에 대한 현대인과 현대 의학의 대응법이다.

치료를 하려면 해독부터 해야 한다

이제는 치료에 대한 관점을 바꿔야 한다.

독을 없애기 위해 강력한 독을 주입하는 방법 대신 이 독을 원천적으로 제거할 방법을 찾아야 한다. 즉, 암을 치료하려면 먼저 몸 안의 독부터 제거해야 한다. 독을 제거하기 위해 대대적인 청소부터 시작해야 한다.

장, 간, 신장 등의 독을 제거하면 몸은 살아난다. 몸이 살아날수록 암의 기력은 서서히 약화되기 시작한다. 암의 기력이 약해졌다는 의미는 치료가 가능해졌다는 것과 같다. 이때부터 진정한 치료가 시작된다. 그래서 암의 치료는 몸의 독을 언제, 얼마만큼 제거하느냐에 달려 있다. 암세포를 죽이는 현대 의학의 치료를 할 경우 5년 이내 재발률이 대략 60% 이상이다. 이는 근본적인 치료가 되기 어렵다.

근본적인 암 치료는 해독에서부터 시작된다는 것을 꼭 명심해야 한다.

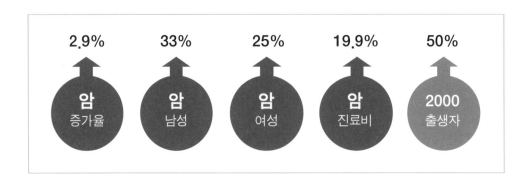

암세포만 타격하는 새로운 치료법

최근 암세포만 골라 제거해 '꿈의 암 치료기술'이라 불리는 중입자 치료가 국내에서도 시작되어 화제가 되었다.

국제학술지 〈네이처〉지에서 '암 치료 명사수'라고 표현한 이 치료는 암세포 주변의 조직의 손상은 최소화하고, 암세포에 도달하면 방사선을 방출한다.
지름이 20미터인 가속기에서 탄소 원자를 빛의 70% 속도로 가속하면 암을 파괴할 수 있는 에너지가 만들어진다. 이 빔이 인체를 통과할 때는 별다른 반응이 없다가 암세포 조직을 지나치는 순간 에너지 전달이 절정에 이르렀다가 소멸되는 '브래그 피크(Bragg Peak)' 원리를 이용한 치료법이라고 한다. 암세포 제거 능력은 높고 부작용은 적은 것으로 알려졌다.

중입자 치료기를 보유한 나라가 전 세계적으로도 일본, 중국, 독일 등 6곳에 불과해 환자들이 원정 치료를 가기도 했는데, 2023년 3월 식품의약품안전처 승인을 계기로 한국은 중입자 치료기를 보유한 7번째 국가가 되었다고 한다.
이 치료법을 적용한 국내의 첫 환자는 전립선암 환자였다. 앞으로 치료기를 더 도입하고 치료 대상을 늘려 다른 암 환자의 생존률도 높일 수 있을 것으로 의료계에서는 보고 있다.
그러나 5,500만 원에 달하는 비용이 들고 보험 적용이 안 돼 환자가 고스란히 치료비를 부담해야 한다.

참조: 2023.4.29. YTN 뉴스 '암세포만 정밀타격 중입자 치료 시대 활짝…치료비는 아직 부담'

2. 면역질환

인체의 다양한 방어체계

면역은 다양성을 가지고 있는 방어체계이다.

우리가 건강하고 외부 환경에 적응하며 살아가고 있는 이유는 바로 면역 때문이다. 면역은 나를 지키는 수호천사이기도 하다.

면역이 깅하면 아무리 무서운 암이라도 지켜낸다. 감기에 잘 걸리시도 않을뿐너러 많은 질병으로부터 안전한 삶을 누릴 수가 있다.

하지만 **면역력이 바닥을 드러내면 문제는 아주 커진다.** 우리 몸을 사정없이 갉아 없애기 때문이다.

우선 우리가 살고 있는 대기와 물, 토양 등 모든 환경이 면역을 계속 악화시킨다. 외부 환경으로 인한 독소로부터 나를 지키기 위한 경쟁을 하기도 바쁜데, 몸속에서는 나와의 경쟁을 해야 한다. 몸속에서 만들어진 과다한 독소 때문이다.

모든 문제가 욕심에서 비롯되듯이 면역도 욕심을 부리면 심술쟁이가 되어 나 자산의 몸을 망가뜨린다. 이것이 면역질환이다.

질병으로부터 안전한 삶

신경이 예민해지면 면역도 예민해지고, 스트레스를 받으면 면역도 스트레스를 받아 스트레스를 풀려고 방황한다.

면역은 종류가 다양하고 수행하는 업무도 모두 다르다.

특히 몸속 이물질과 노폐물, 병원균 등은 대부분이 과립구가 처리한다. 과립구는 둥글고 하얀 모양 안에 과립이 분포되어 있는 면역체를 말한다. 백혈구라고도 부른다. 이 과립구는 몸속 구석구석을 찾아다니며 독소와 쓰레기를 청소한다. 간이나 그 외 장기들이 각자의 해독기능으로 처리하지 못한 것까지 모두 찾아내 처리한다.

그러나 독성 물질이 계속해서 증가하거나 몸속으로 끊임없이 들어온다면 상황이 달라진다. <u>독의 양이 증가한다고 해도 면역력이 증가하는 것에는 한계가 있기 때문이다.</u>

내 몸이 내 몸을 공격하는 면역질환

우리 몸의 면역시스템이 아무리 일을 잘한다 하더라도 독소를 다 잡지 못하므로 면역은 쉼도 없이 일을 해야 한다. 공장이 풀가동되는 것이다. 그만큼 면역시스템이 지치고 힘들어한다.

그렇다고 쉬지도 못한다. 쉰만큼 다시 독이 넘쳐나기 때문이다. 이러면 면역의 파산 상태에 직면하게 되고 스트레스를 받은 면역이 주인인 나를 공격하게 된다. 이것이 바로 자가면역질환인 면역과잉질환이다.

그래서 **면역을 잘 관리하려면 몸속 독소의 유입을 줄이고 쉼과 운동, 균형 잡힌 영양소 섭취를 꾸준히 해야 한다.**

생활습관을 바꾸고 꾸준히 유지하는 것이 쉽지 않다고 불평하기도 한다. 그러나 면역시스템이 고장난 만큼의 대가는 지불해야 한다. 한 번 잃은 건강은 저절로 되돌아오지 않기 때문이다.

인체의 다양한 면역체계

유입

인지

독

과립구

시상하부
Hypothalamus

명령

① 앞시상하부(부교감신경자극)

② 뒤시상하부(교감신경)

림프구

과열시

자가면역질환
지속적으로 많은 독의 유입은 오히려
면역과잉을 불러와 자가면역질환에 걸리게 된다.

우리 몸의 3가지 면역시스템

1. 암세포를 죽이는 종양면역

암세포로부터 우리 몸을 지키는 면역시스템이다.

우리 몸에는 수백억 개의 NK(natural killer) 세포가 있어서, 온갖 종류의 암세포를 발견하는 즉시 공격하여 죽인다. 백혈구의 일종인 킬러 T세포(killer T cells)는 외부 침입자와 암세포를 인식하여 공격하는 역할을 한다.

2. 감염병을 막는 감염면역

체내에 적군이 침입했을 때 이를 공격하고, 그것을 식별해 놓았다가 다음에 또 다시 공격받으면 이전과 같은 적군임을 인식하고 공격하는 면역시스템이다. 항원항체 반응을 의미하며, 예방접종도 이와 같은 원리다.

3. 아군을 적으로 착각해 공격하는 자가면역

우리 몸의 면역세포가 자신의 조직세포를 적군으로 오인하여 공격하는 것을 말한다. 이를 자가면역이라고 하며, 자가면역이 원인이 되어 발생하는 알레르기, 천식, 아토피, 류머티스 등이 자가면역질환에 속한다.

3. 당뇨병

독소로부터 발생한 질병

대한민국 국민 중 10명 중 1명은 당뇨병 환자라고 볼 수 있다. 이 추세는 계속 증가할 전망이다.

당뇨병에 관한 기사가 쏟아져 나올 때면 항상 빼놓지 않고 하는 이야기가 있다. 바로 서구식 식생활이다.

서구식 식생활이란 지나친 육식 위주의 문화를 일컫는 말이다. 육식이 당뇨병과 직접적 연관성이 있음을 암시한다.

당뇨병이 고기 위주의 서구식 식생활에서 기인한다는 사실은 이미 오래 전에 입증되었다.

당뇨병 환자에게 살코기 위주의 단백질 섭취를 권하는 경우가 많다. 인슐린이 단백질로 구성되어 있으므로 인슐린의 정상 분비를 위해 필요하다는 것이다.

그러나 해독요법 관점에서 보면 이는 오히려 만성적인 당뇨병을 유발하는 원인이 될 수도 있어 조심스럽다.

아무리 살코기라 하더라도 당뇨병 환자가 계속적으로 육식을 섭취한다면 장기적으로 볼 때 당뇨병으로부터 완전히 해방될 가능성은 매우 희박하리라 본다.

당뇨병 환자에게 고기는 독

당뇨병도 몸속의 독소로부터 발생한 대표적인 질병 중 하나다.

이 독은 여러 형태로 발생한다. 스트레스를 받으면 몸속에서는 스트레스를 완화하기 위해 부신피질에서 코르티솔 호르몬을 분비한다. 이 코르티솔 호르몬은 간에 저장된 포도당을 끌어와 사용한다. 이를 글리코겐(Glycogen: 저장된 포도당)이라 한다.

그런데 저장된 글리코겐의 양이 부족하면 몸은 저장된 지방을 사용한다. 에너지를 만드는 데 단백질과 탄수화물에 비해 두 배 이상의 화력을 내뿜기 때문이다.

지방이 평상시 에너지로 전환하여 사용될 때는 문제가 되지 않는다. 하지만 급작스러운 스트레스의 경우라면 입장이 다르다. 몸은 스트레스라는 독을 빨리 처치하려 하므로 화력을 최대한 끌어올려야 한다.
스트레스에 대한 몸의 반응이자 생존 반응이다.

이때 불연소가 발생한다.
자동차가 평상시 주행할 때 발생하는 매연과, 가파른 언덕을 무리하여 오를 때 매연의 양이 다른 것과 같은 이치이다. 이와 같은 반응이라 보면 된다.

자동차 매연처럼 우리 몸에서도 스트레스 상황에서는 노폐물과 찌꺼기가 다량 방출된다.

당뇨병 환자의 절반이 합병증에 시달린다

이것이 우리 몸에는 크나큰 독이다. 이 독소가 췌장을 막거나 세포를 감싸 인슐린의 역할을 저해하며 당뇨병으로 진행되는 것이다.

물론 한순간에 그럴 수는 없다. 계속된 스트레스나 과도한 육식, 가공식품 섭취는 몸을 계속적으로 독으로 가득 차게 한다. 이 독이 시간이 흘러 췌장의 기능은 물론 몸 전체에 독의 뿌리를 내리게 한다. 이것이 당뇨병으로 나타난다.

당뇨병은 합병증도 많은 질병이다. 그래서 더 고통스럽다. 당뇨 합병증은 다음과 같이, 발생하는 부위도 증상도 다양하다.

〈당뇨 합병증으로 발생하는 질환들〉

눈 : 녹내장, 망막변증, 실명 14.1%

순환계 : 심근경색, 뇌졸중 11.6%

신장 : 만성 신부전증 4.8%

다발성 : 여러 종류의 증상 5.4%

신경병 : 무릎 등의 통증 14.4%

당뇨병은 한마디로 독소로 인해 발생한 질병이다. 이 독소를 제거하지 않는다면 당뇨병에서 해방될 수 없다.

오래 투병한 당뇨병 환자일수록 해독요법을 할 때 불편함이 클 수 있다. 빼내야 할 독소가 그만큼 많기 때문이다.

당뇨 합병증으로 발생하는 질환들

당뇨병 환자의 절반(50.3%)이 합병증에 시달린다. 이는 10명 중 5명이 해당된다.

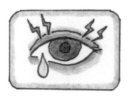 **눈** 녹내장, 망막변증, 실명 14명/100명당(14.1%)

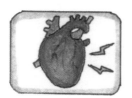 **순환계** 심근경색, 뇌졸중 등 11명/100명당(11.6%)

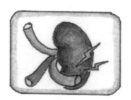 **신장** 만성신부전증 5명/100명당(4.8%)

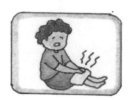 **다발성** 여러 합병증 5명/100명당(5.4%)

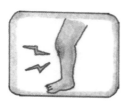 **신경병** 무릎 및 통증 유발 15명/100명당(14.4%)

4. 아토피질환과 각종 피부질환

몸 안을 먼저 다스려야 좋은 피부를 얻는다

독소가 인체로 유입되는 경로 중 피부가 있다. 이를 '경피 독' 이라 부른다. 또 체내의 독소가 대사를 거쳐 빠져나오는 곳이 피부다.

피부는 인체 기관 중 유일하게 분해와 해독의 기능이 없는 기관이다. 외부와 내부의 독소를 해독할 수 있는 기능이 없으므로 독소의 영향을 그대로 받게 된다.

그렇기 때문에 피부에서 일어나는 대부분의 문제는 피부만의 문제가 아니라 몸 안에서 발생한 독소의 흔적이라고 할 수 있다. 몸속이 독소로 가득 차 있는 상태에서는 결코 건강한 피부를 얻을 수 없다.

피부는 산성을 띠고 있으나 몸속은 알칼리성을 띤다. 그런데 만약 몸 안이 독소와 활성산소로 인해 산성으로 바뀌게 되면 오히려 피부는 반대인 알칼리성을 띠게 되어 감염에 취약해진다.

결국 온몸이 독으로 물들게 된다.

따라서 좋은 피부를 얻기 위해서는 좋은 로션을 바르거나 비싼 시술을 받아서는 해

결할 수가 없고 몸 안을 먼저 다스려야 한다.

대한민국 국민병 아토피

우리 몸에서 일어나는 신진대사를 공장에 비유하자면, 피부질환이나 아토피 피부염은 공장에서 쓰레기와 오물이 흘러 넘쳐나는 상황이라 할 수 있다.

몸 안에서 이 독을 청소하려다 충분하지 않으니 바깥으로 빠져나오는 면역반응이자 일종의 대사성 질환이다. 또한 자가면역질환에 속한다.

어린이 5명 중 1명 이상이 걸리고 성인도 발병률이 점점 높아지고 있는 아토피 피부염은 이제 대한민국 국민병이라 해도 과언이 아니다.

왜 이렇게 아토피가 증가하는가?

아토피가 증가하는 이유는 현재 우리가 사는 세상이 그만큼 독으로 가득 차 있음을 의미한다. 독소가 창궐하는 세상 속에서 매일 독소를 숨 쉬고 먹고 마시고 접촉하니 몸은 아주 어릴 때부터 독으로부터 자유로울 수 없다.

많은 사람이 아토피로 고통 받고 수년간 약을 먹고 연고를 바르며 죽을 만큼 고통스러워하고 있다.

그러나 몸속의 독소를 제거하지 않는 이상 결코 근본적인 치유법은 아니다.

몸속의 독소는 그대로 놔둔 채 가려움을 억제하는 치료를 한다 하더라도 이내 곧 다시 아토피가 재발되거나 더 심해지는 것을 많은 환자들이 경험했을 것이다. 그리고 오

랜 기간 동안 아토피 약을 먹고 연고를 많이 바른 사람일수록 몸속의 독소도 많아진 상태일 것이다.

아토피는 저체온 질환

또한 아토피는 저체온 질환에 속한다. 즉 몸속이 독소로 가득하고 기운이 차가워진 사람들이 걸리는 질환이다.

몸이 차다는 것은 마치 물에 젖은 장작처럼 몸이 물에 젖어 연소율이 떨어짐을 의미한다. 장작이 젖어 있으면 제대로 타지 않는 것과 같은 이치다.

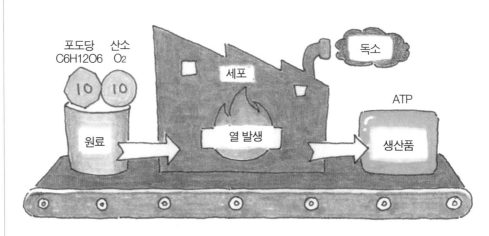

아토피 원인 독소가 발생하는 이유

신진대사를 공장에 비유하자면 일부 피부질환이나 아토피는 과다한 독소의 원인을 들 수 있다.

포도당   산소
C6H12O6   O2

독소

세포

ATP

원료

열 발생

생산품

❶ 정상적인 경우 : ATP 15+열 3+독소 2
❷ 비정상적인 경우 : ATP 5+열 7+독소 7

젖은 장작에 불을 붙여봤자 연기만 많이 나고 화력은 떨어진다. 이 연기가 몸 안에서는 독이고, 몸 밖으로 표출되어 피부에 나타나면 피부염증이 된다.

활성산소가 이 연기에 속한다.

매캐한 연기가 퍼지면 숨 쉬기가 어려운 것처럼, 활성산소가 몸속에 두루 퍼지면 장기들은 제대로 숨 쉴 수가 없다. 연기 속에서 숨을 쉬기란 불가능한 것과 같다.

그렇다면 어떻게 해야 할까?

연기가 나지 않게 하려면 장작이 젖지 않도록 잘 건조시켜야 할 것이다. 이것을 우리 몸에 적용하면 좋은 영양과 운동으로 관리하는 것과 같다.

마른 장작에 불이 잘 붙는 것처럼, 우리 몸도 연소율을 높이기 위해 몸 안의 습기를 날려버려야 한다. 그래야 몸속에 독이 발생하는 것을 원천적으로 방지할 수 있으며, 발생한 독소도 몸 밖으로 배출하여 청소할 수 있다.

5. 폐질환

생명을 논할 때 최우선

모든 생명체는 살아있는 동안 쉬지 않고 호흡을 한다. 호흡이 멈추면 생명도 끝난다. 호흡을 통해 생명을 유지시키는 역할을 하는 폐는 외부의 산소를 들이마시고 몸 안에서 발생한 이산화탄소를 밖으로 배출하는 중요한 장기다.

그만큼 중요한 장기이지만 근래 들어 폐질환 비율이 매우 가파르게 증가하는 실정이다.

현대인의 폐는 거의 대부분 건강하지 못하다.
이유는 여러 가지다.
대기오염으로 인한 황사와 미세먼지, 매연, 주방에서 조리할 때 발생하는 1급 발암 물질인 벤조피렌, 흡연, 스트레스 등 모두 다 열거하기 힘들 정도로 폐를 해치는 원인은 많고 다양하다.

이 모든 것이 폐 기능을 악화시키는 독소들이다.

산소의 결핍은 곧 죽음을 의미

폐와 관련된 질환들은 호흡을 어렵게 하므로 매우 고통스러울 뿐만 아니라 치명률도 높다. 폐질환 중 대표적인 질병인 폐렴의 경우 현재 대한민국 국민 사망 원인 5위 안에 드는 대표적인 고위험 질병에 속한다.

또한 기도 폐색으로 인해 폐기능이 저하되는 질병인 만성 폐쇄성 폐질환은 흡연, 유해물질, 공기오염 등 외독소에 의해 발병한다는 점에서 독소와 관련이 크다.

만성 폐쇄성 폐질환의 가장 대표적인 원인은 바로 담배다. 담배의 독성물질이 계속적으로 기도와 기관지를 자극하면 염증이 발생한다.

유해물질이 몸 안으로 계속 들어오면 기관지에서는 점액을 분비한다. 독소가 인체 내로 유입되지 못하도록 끈적끈적한 점액이 감싸고 방어를 한다.

담배 연기와 오염된 공기가 원인

하지만 이것이 수 년, 수십 년 계속되니 문제다.

처음에는 증상을 자각하지 못하다가, 폐포나 폐혈관이 손상된 이후에는 증상이 나타난다. 그러나 증상이 나타나기 시작하면 이미 늦은 상태다.

점액물질 분비가 증가하면 이내 기관지의 부분 또는 전체를 폐쇄시켜 버린다. 심각한 문제는 이때부터 시작된다.

기관지가 폐쇄되면 호흡할 때 산소 부족 상태가 발생하는데 이는 몸 전체의 산소압이 떨어지는 결과를 초래한다. 산소의 결핍은 인체에게는 곧 죽음을 의미한다.

이렇게 되면 몸 안의 다른 곳에서 발생한 이산화탄소나 노폐물의 배출도 어렵게 된다. 독이 많으면 감염이 쉽게 되며 이를 위한 항생제도 잘 듣지 않게 된다.

항생제 내성이 생기면 독으로 인한 염증이 온몸에 퍼지게 된다. 그러면 심한 열이 발생하고 호흡이 고통스러워지며, 이산화탄소로 인한 혼수가 발생해 생명의 끝이 다가오는 것이다.

건강이나 생명을 논할 때 우선시 되어야 할 것이 바로 폐 건강을 위한 좋은 공기의 호흡이다. 이것이 첫째가 되어야 한다. 이것이 둘째가 되거나 우선순위에서 밀리면 질병으로부터의 해방은 있을 수 없다.

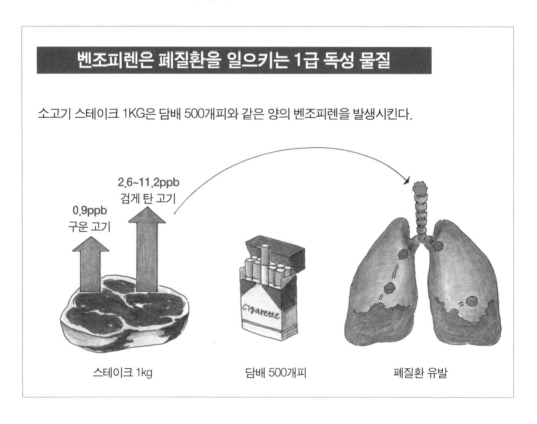

벤조피렌은 폐질환을 일으키는 1급 독성 물질

소고기 스테이크 1KG은 담배 500개피와 같은 양의 벤조피렌을 발생시킨다.

2.6~11.2ppb
검게 탄 고기

0.9ppb
구운 고기

스테이크 1kg

담배 500개피

폐질환 유발

6. 간질환

간은 가장 중요한 해독기관

간은 우리 몸에서 가장 중요한 해독기관으로 몸 전체 독소의 70% 이상을 간에서 해독한다. 그런 의미에서 간을 '장기의 아버지' 라 일컫는다.

간은 다른 장기와 달리 2개의 혈관으로 체내 전체 혈액 양의 30% 이상을 공급받아 혈액 속 찌꺼기를 청소하는 능력을 가지고 있다.

매일 발생하는 활성산소나 대사의 부산물, 음식으로 들어온 인공첨가물과 화학물질, 하루도 빠짐없이 바르는 화장품이나 세정제의 독성물질을 간이 모두 해독하고 배출한다. 피곤함을 해소하고 최상의 컨디션을 만드는 것도 모두 간이 하는 일이다.

그래서 몸이 건강하려면 간이 건강해야 한다. 몸의 독소가 제대로 배출되려면 간이 건강하지 않고서는 불가능하다.

간은 해독의 70% 담당

하지만 현대인의 생활습관은 간을 멍들게 한다. 독소가 가득한 성분이 든 음식물의 무분별한 섭취와 자연을 거스르는 불규칙한 생활습관이 간을 지치게 하고 간의 기능을 저하시킨다.

그중 가장 심각한 것이 바로 공기와 물과 음식물 속의 중금속이다.

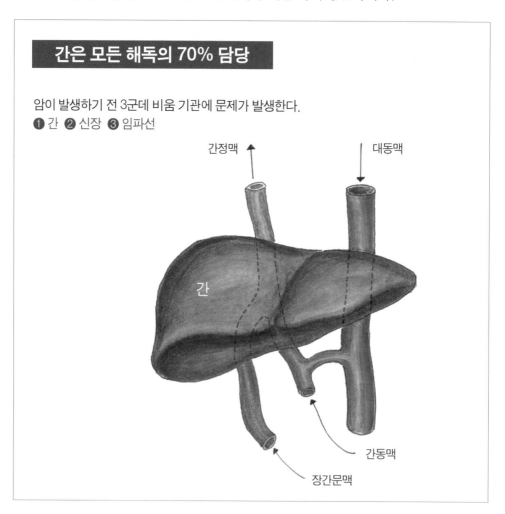

간은 모든 해독의 70% 담당

암이 발생하기 전 3군데 비움 기관에 문제가 발생한다.
❶ 간 ❷ 신장 ❸ 임파선

간정맥

대동맥

간

간동맥

장간문맥

중금속은 간세포에 찰싹 달라붙어 간의 대사를 어렵게 하며 효소 분비조차 막아버린다. 이런 이유로 간이 멍들면 문제가 심각해진다. 중금속이 체내로 퍼져 몸속의 모든 세포를 죽이기 때문이다. 이 중금속이 독소의 독성을 더욱 부채질한다.

실제로 우리 몸에 암이 발생하기 전에 암의 징조를 알 수 있는 해독기관이 3군데 있다. 첫 번째가 간, 두 번째가 신장, 세 번째가 임파선이다.

우리가 말하는 대사성 질환의 핵심은 바로 간에서 시작된다. 간이 대사의 중심에 있기 때문이다.

신진대사 과정에서는 부산물이 발생한다. 이는 어쩔 수 없는 생리현상이다. 나무에 불이 붙고 탄 자리에 재가 남는 것과 같다.

이 부산물들을 처리하는 기관이 간이다.

그런데 독성물질이 너무 많이 유입되거나 영양소가 한쪽으로 치우쳐진 식사를 하면 완벽한 대사가 이뤄지지 않아 부산물이 많아진다. 그로 인한 부담은 제일 먼저 간에게 전가된다.

간경화질환은 간이 독소를 감당해내지 못해 생긴 병

그러면 간에 염증이 발생하고 이내 간이 지쳐버린다. 해독되지 않은 부산물이 독으로 변질된다. 독으로 변질되면 몸에 병원균이 쉽게 침투하게 되어 감염이 잘 된다. 상처도 잘 낫지 않는다.

간 기능이 멈추면 황달이 생기고 얼굴과 온몸의 피부색이 거무스름하게 변한다. 안색이 안 좋아 보인다는 소리를 자주 듣는다. 하루 종일 피곤하고 쉬어도 피로가 안 없어진다. 이것이 간경화질환이다.

간경화질환의 주요 증상은 다음과 같다.

1.만성피로 2.소화불량 3.황달 4.흑달 5.복수

더 심해지면 배에 복수가 찬다. 복수가 차는 것은 복강 안으로 혈액 속 액체 성분이 빠져나온 것이다. 독소가 몸속에 돌아다니는 것을 막기 위한 인체의 마지막 방어수단이 이 액체다. 이는 독소로 인해 간의 해독기능이 망가져 가장 마지막 단계에 접어든 것을 의미한다.

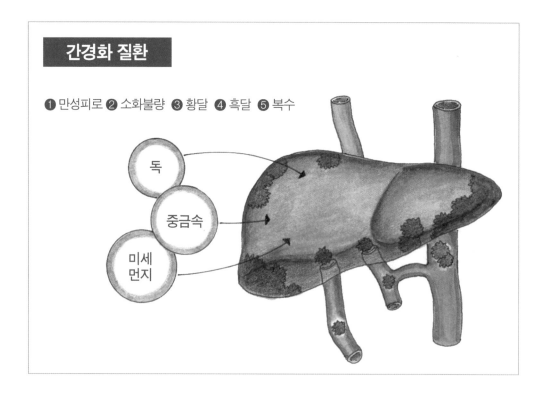

간경화 질환

❶ 만성피로 ❷ 소화불량 ❸ 황달 ❹ 흑달 ❺ 복수

독

중금속

미세
먼지

7. 대사성질환

모든 해독 문제는 사실은 대사성질환

바야흐로 대사성질환 환자들이 넘쳐나고 있다. 사실상 현대인의 질병의 90%는 대사성 질환에서 비롯된다고 해도 과언이 아니다.

대사성질환은 영양의 부족과 불균형, 운동 부족, 과도한 스트레스, 흡연, 음주, 과도한 육식, 과도한 가공식품 섭취, 부족한 휴식 등 여러 문제가 복잡하게 얽힌 상태에서 발생한다. 수분이나 산소 부족도 한몫을 담당한다.
대사가 잘 안 된다는 것은 결국 몸 전체에 독소가 뿌려지고 있다는 말과 같다.

신체가 건강하고 정상적이라는 말은 대사가 잘되고 있다는 말과 같다.
반대로 몸 어디에 이상이 있다는 것은 곧 대사에 문제가 생겼다는 말과 같다. 우리 몸속에서 독소로 작용하는 활성산소도 결국 대사의 부족과 결핍에서 발생하는 최종 산물이다.

다시 말해 지금까지의 해독에 관한 모든 논의 핵심은 대사성 문제이다. 신진대사에서 하나라도 문제가 발생하면 이는 모두 독으로 변질되기 때문이다.

음식과 생활습관부터 바꿔라

대사성질환에는 다음과 같은 것들이 있다.

관상동맥, 신장병, 만성피로, 변비, 당뇨, 비만, 소화기질환, 아토피질환, 갑상선질환, 통풍, 협심증, 뇌졸중, 피부질환, 우울증, 고혈압, 암, 심장병, 빈혈, 비만 등

독은 모든 질병의 시초이며 끝이기도 하다.
독에서 질병이 시작되고, 해독을 제대로 하는 데서 질병도 끝난다.

독을 잘 제거하고 분해하려면 독이 생성되는 원인부터 찾아 해결하는 방법이 우선시되어야 한다. 그것이 바로 올바른 식생활과 생활습관이다.
이렇게 접근하지 않는다면 독과의 이별은 매우 어려워질 것이다.

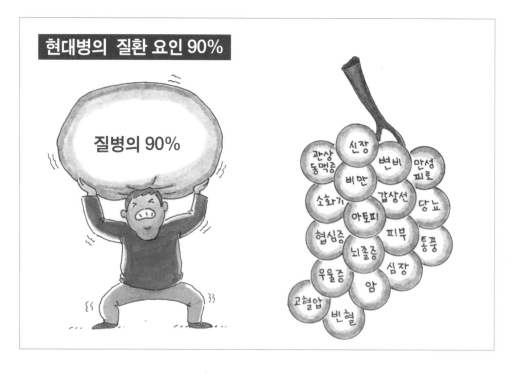

8. 비만

비만은 살의 문제가 아니라 독의 문제

비만이 모든 질병의 원인으로 자리매김한 지는 오래되었다.

산업이 발달하고 도시화된 나라일수록 비만인 비율이 높아진다. 잘 사는 나라에 가 보면 길거리에 비만인이 눈에 많이 띄는 것을 체감할 수 있다.

그런데 비만이 단지 많이 먹어서 생기는 문제일까?

사실은 잘 사는 나라 못지않게 저소득층이나 저소득 국가에서도 비만인 인구는 증가하고 있다.

이것은 무엇을 의미하는가? 비만이 단지 풍요롭고 잘 먹어서 발생한 문제가 아니라는 것이다.

현대인은 너무 많은 열량을 섭취하고 그만큼 활동하지는 않으며, 열량을 연소시켜 에너지로 만들 비타민과 미네랄의 섭취도 현저히 부족하다. 과한 스트레스 역시 비만의 원인에 해당한다.

비만은 21세기의 질병

비만인의 증가 속도는 매우 빨라지고 있다.

질병관리청이 발표한 〈비만 심층보고서〉에 따르면 2008년부터 2021년까지 체질량지수(BMI)가 30~34.9kg/㎡ 인 2단계 비만(중증 비만) 유병률이 매년 남자는 6.3%, 여자는 3.1%씩 증가했다고 한다.

지난 2005년 성인의 비만 유병률이 30%를 초과하고 2009년에는 35.6%가 된 이후, 해마다 꾸준히 증가해 2021년에는 37.1%로 나타났다. 이는 거의 10명 중 4명에 해당된다.

비만은 세계적으로도 심각한 문제다.

세계비만재단(WOF)의 2023년 발표에 의하면, 지금 추세대로라면 2035년까지 세계 인구의 절반 이상이 비만 또는 과체중으로 분류될 것이라고 한다.

- 체질량지수(BMI)가 5kg/㎡ 증가 : 사망 위험 29% 증가
- 고도비만 : 당뇨병 발병 위험 4배, 고혈압 발병 위험 2.7
- 고도비만의 합병증 : 암, 각종 대사성 질환, 고혈압, 당뇨병, 동맥경화, 천식, 생리불순, 불임, 수면무호흡증 등

지방에 독이 저장되는 상태

살이 찌고 비만 체질이 되는 것은 사실은 심각한 대사성질환이다.

단순히 많이 먹어서 생기는 병이 아니라 대사에 문제가 생겨서 생기는 병인 것이

다. 독이 비만을 만들고 비만이 질병의 원인이 된다.

인체에 많은 양의 다양한 독이 유입된다.
↓
독을 저장하기 위해 지방이 형성된다.
↓
살이 찐다.
↓
지방에 저장된 독에서 각종 질병이 생긴다.

몸속 독소가 임파선을 타고 온몸을 흘러다닐수록 면역력은 저하되고 염증이 생기며 암세포가 자란다. 암이 임파선으로 가장 쉽게 전이되는 이유는 이미 임파선이 독소로 물들었기 때문이다. 임파선은 지방이 타고 다니는 길이기도 하다.

비만 판정을 받았다는 것은 자기 몸무게의 20% 이상이 체지방으로 가득 찼다는 것을 말한다. 일반적으로 10%는 과체중, 30% 이상은 고도비만에 속한다.

살이 찐다는 건 지방세포 수가 늘고 크기가 커지는 것이다. **지방세포의 수가 늘어나고 크기가 커질수록 지방세포에서 염증 인자가 분비되어 염증이 잘 생긴다.**
이 염증으로 질병이 발병한다.
원래 염증은 외부의 공격에 대해 방어하는 자연스러운 반응이다.
그러나 공격을 너무 많이 받게 되면 방어하는 데 한계가 있으므로 세포가 망가지기 시작한다. 염증 인자인 사이토카인의 생산 이상으로 과도한 면역 증상을 유발하며 우리 몸을 만성적인 염증 상태로 만든다.

비만은 몸이 차가워진 현상

우리는 음식이 상하지 않게 하기 위해 냉장고에 넣고 관리한다. 마찬가지로 몸 안에서도 지방에 독이 저장된다. 그래서 갑자기 살이 많이 찐다는 것은 몸에 독이 많이 생겼다는 것을 의미한다.

지방은 찬 성질을 지니고 있으며 냉장고처럼 저장 기능을 갖고 있기도 하다. **비만은 독으로 몸이 차가워진 현상이라고도 볼 수 있다.** 독이 많아지면 그것을 저장할 그만큼 지방이 필요해져 지방을 축적한다.

그래서 다이어트를 해서 아무리 지방을 줄이고 제거해도 몸속 독소가 그대로 남아있으면 얼마 지나지 않아 살이 다시 찌는 요요현상이 발생하는 것이다.

최근 들어 해독이나 다이어트 프로그램을 운영하는 방법 중에 우선 3일간 몸속을 비우고 나서 다이어트를 하는 추세가 늘고 있는 것이 이를 방증하는 사례라 볼 수 있다.

다이어트를 할 때 독을 제거하거나 배출시키면 비로소 살이 빠지는 사례를 많이 볼 수 있다. 몸속에 독이 없어지니 그것을 저장할 지방이 필요 없어져 자연스레 빠지는 상황인 것이다.

그래서 **해독과 다이어트는 반드시 병행하여 진행해야 한다.**

비만 인식 조사에서 드러난 비만에 대한 잘못된 오해

최근 대한비만학회가 발표한〈비만 인식 현황 조사(2023)〉를 통해 사람들이 비만에 대해 얼마나 잘못된 인식을 가지고 있는지 살펴보자.

조사 결과에 따르면, '비만이 다양한 성인병을 유발한다' 고 생각한 응답자는 89%에 달했지만, '전문가의 도움을 받아 치료해야 할 질병' 이라고 생각한 응답자는 39%에 불과했다는 것이다.

무엇보다도, '식사 조절과 운동을 병행하며 개인의 의지로 해결할 수 있다' 고 생각하는 응답자가 66%에 달했다.

또한 응답자의 69%가 다이어트 경험을 갖고 있는데, 체중 감량을 시도한 사람 중 64%는 요요현상을 겪었다.

그리고 요요현상의 가장 큰 이유를 '본인의 의지 부족 탓' 으로 돌리는 응답자가 39%에 달했고, '체중 감량을 위해 가장 중요한 것 또한 본인의 의지' 라고 생각한 응답자가 무려 73%에 달했다.

즉, 비만을 건강에 유해하다고 알고 있고 비만에 대해 부정적 인식은 가지고 있지만, 살이찌고 빠지는 것을 그저 개인의 의지가 부족해서라고 생각하는 사람들이 많다는 것이다.

비만은 의지 문제가 아니라 해독으로 치료해야 할 질병

그러나 비만은 독으로 인해 발생하는 대표적인 질병이다.

체내 축적된 지방세포는 활성산소와 염증유발물질을 분비한다. 이는 신진대사를 방해해 지방을 더 축적하게 만들고, 이로 인해 염증이 더 생기는 악순환으로 이어진다.

그래서 비만은 당뇨병, 고혈압, 고지혈증 같은 대사성질환을 불러일으킬 수밖에 없다. 독이 독을 부르는 것이다.

아무리 기발한 방법의 다이어트를 한다 해도 몸속의 독을 제거하지 않는 한 살은 절대로 빠지지 않는다. 즉, 의지의 문제가 아니라 방법의 문제이고 관점의 문제다.

해독의 관점에서 보면, 비만에 대해 잘못 접근했기 때문에 독소를 제거하지 못해 요요가 올 수밖에 없다.

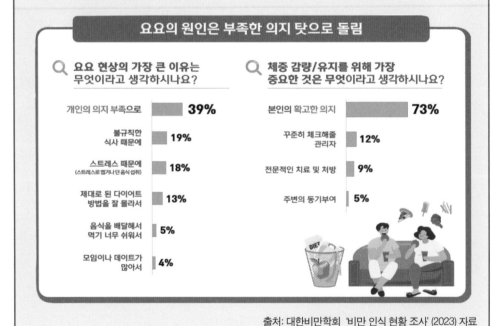

출처: 대한비만학회 '비만 인식 현황 조사' (2023) 자료

9. 심장질환

독소는 혈관을 타고 온몸을 여행한다

심장은 우리가 태어나서 죽을 때까지 평생 쉬지 않는 장기이다.

우리가 잠자는 동안에도 심장은 절대 멈추지 않는다. 세포 끝까지 혈액을 통해 영양과 산소를 공급해야 하기 때문이다. 다만, 우리가 잠을 자는 동안에는 심장박동도 느려짐으로써 쉼을 얻는다.

우리 몸속의 독은 대부분 혈관을 타고 온몸을 여행한다. 그러다 어느 장기라도 안착하면 다른 독을 끌어다 그 세력을 키운다.

이렇게 커진 세력이 여러 형태의 질병으로 나타난다. 그중 하나가 심장질환, 심혈관질환이다.

동물성 기름은 심장에 독

심장이 정상적으로 작동하게 하려면 스트레스를 가급적 피하고 동물성 기름을 적게 먹어야 한다. 동물성 기름을 과도하게 섭취하면 심장에 큰 부담이 되기 때문에 심장이 싫어한다.

심장에는 암이 거의 발생하지 않지만, 포화지방이 심장을 감싸면 협심증이나 관상동맥 같은 심혈관 질병이 발생한다. 그리고 혈관에 지방이 끼면 혈압이 올라가고 혈관의 탄력성이 떨어져 터지기도 한다.

이것이 뇌에서 터지면 아주 큰 골칫거리가 된다. 심하면 죽음에 이를 수 있다.

많은 사람들이 혈관을 깨끗하게 하고 혈관 나이를 어리게 하려 한다. 혈관이 건강하다는 것은 곧 심장이 건강하다는 말과 같으므로 이 둘의 건강을 위해 노력해야 한다.

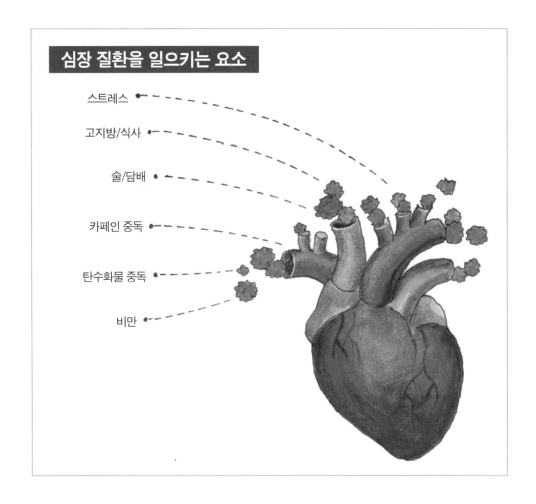

심장 질환을 일으키는 요소

스트레스
고지방/식사
술/담배
카페인 중독
탄수화물 중독
비만

10. 골다공증

뼈의 칼슘 고갈 현상

뼈는 인체를 지탱하는 중요한 역할을 한다. 뼈가 약해지고 부실해진다는 것은 결국 생명체로서의 정상적인 구실을 못하게 하는 것이다. 그래서 골다공증은 삶을 위태롭게 하는 질병이다.

골다공증은 나이가 들어 생기는 질환으로 알려져 있다. 남성보다는 여성에게서 빈번하고, 폐경기 여성에게 찾아오는 반갑지 않은 손님이다.

골다공증은 골밀도가 떨어진 현상을 일컫는다. **골밀도가 떨어진 이유는 뼈의 칼슘 농도가 저하되었기 때문이다.**

독으로 인한 산성화를 막아야 한다

칼슘은 우리 몸 안에서 약 140여 가지의 일을 하는 효자 같은 미네랄이다. 그리고 가장 많은 다량 미네랄에 속한다.

이 칼슘이 급속도로 뼈에서 빠져나가는 이유는 몸의 산성화 때문이다.

우리 몸은 약알칼리성인 pH 7.4 정도를 유지하고 있다. 그런데 나이가 들면 대사량이 떨어지고 몸 안에 부산물이 많아진다. 그래서 식욕도 저하되고 잠이 잘 오지 않는다. 바로 이 부산물이 몸을 산성으로 만든다.

몸이 산성이 되면 뼈에서 칼슘이 빠져 약알칼리성으로 맞추려고 중화시킨다. 그래서 뼈의 칼슘 고갈 현상인 골다공증이 발생하는 것이다. 따라서 몸의 산성화를 막는 것은 곧 골다공증을 예방하는 것과 같다.

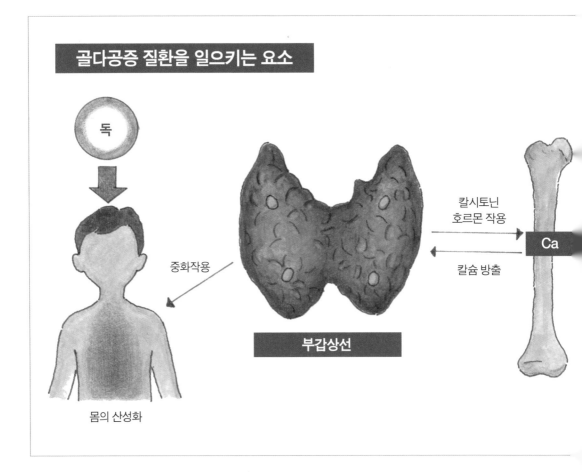

골다공증 질환을 일으키는 요소

독

중화작용

부갑상선

몸의 산성화

칼시토닌 호르몬 작용

Ca

칼슘 방출

11. 관절염

현대인은 연골을 심하게 마모시킨다

건강보험심사평가원의 통계 자료에 의하면 우리나라의 퇴행성관절염 환자 수는 연평균 400만 명으로, 2020년 380만 2,413명이었다가 2022년에는 417만 8,974명으로 매년 증가하고 있다.

관절염은 연골에 생기는 질병이다. 연골은 뼈와 뼈 사이를 잇는 기능을 한다. 우리 몸이 잘 움직이고 유연하게 해주는 것이 바로 연골이다.

그래서 연골에는 많은 수분과 지질이 들어 있다. 이 연골이 약해지거나 파손되면 빨리 복구를 해줘야 한다. 안 그러면 제대로 서 있지도 못한다. 통증이 심해져 일상생활에 큰 지장을 주고 삶의 질을 떨어뜨린다.

퇴행성관절염은 연골이 손상되거나 퇴행되면서 발생한다.
특히 체중 부하를 많이 받는 무릎 연골에 생기는 무릎관절염은 노년기의 삶의 질을 저하시키는 골치 아픈 질병이다.

연골은 손상 상태를 확인하기 어렵고 바늘로 찔러도 아프지 않은 곳이라 관절염 증상이 심해지고 나서야 자각하는 경우가 많다.

독소는 연골에 곧바로 안착 한다

관절은 노화에 의해 마모된다. 그러나 현대인은 이 연골에 심한 스트레스와 압박을 주어 관절을 빨리 상하게 한다.

흙으로 된 땅을 내디딜 때 관절이 받는 충격과 아스팔트로 된 땅을 내디딜 때 받는 충격은 다르다. 연골에 가해지는 충격이 너무 세서 많이 버티지 못한다.

일을 마치고 집에 들어와 녹초가 되거나 힘이 든다는 것은 우리 몸의 연골이 피곤하다는 뜻이기도 하다.

이러한 일상생활의 문제보다 연골에 유입되는 독소가 더 골칫거리이다.

몸 안에서 발생한 독이나 외부에서 유입된 독이 가장 쉽게 안착하는 곳이 바로 이 무드럽고 연한 연골이다. 여기에 지질이 합세하고 면역과잉반응이 생기면 연골 파손이 빨라진다. 연골이 빨리 부식되거나 닳는 대부분은 모두 이런 이유다. 연골에 필요한 영양소 부족도 한몫을 한다.

〈관절염 주요 원인〉

1. 스트레스   2. 환경요인   3. 독소

관절염 환자들은 관절이 건강한 사람들에 비해 우울감이 2~3배 높고 수면장애도 동반하는 것으로 알려져 있다. **따라서 백세 시대에 나이가 들어서도 오래도록 질 좋은 삶을 영위하고 싶다면** 관절의 연골을 더 많이 관리해야 한다.

12. 자궁질환

자궁이 병들면 여성은 병든다

여성의 질에는 약 3,000여 개의 질 주름이 있다고 한다. 이 질 주름 덕분에 성관계 시 마찰로 인한 염증이 발생하지 않고, 아이 출산 시 출산이 가능해진다.

여성의 생식기는 밖에 있는 것을 안으로 받아들이게끔 되어있다. 그리고 몸 안의 부산물이 질을 통해 밖으로 빠져나가기도 한다.

질이나 자궁이 건강한 여성은 아무 문제없겠지만 작은 문제라도 발생한 상태라면 부산물이 질 주름에 걸려 배출이 안 될 수도 있다. **배출이 제대로 안 된 분비물과 부산물은 여성 몸에 독소로 작용한다.**

자궁의 독소가 배출되어야 한다

자궁이 약해지면 질병에 걸리기 시작한다. 다음 질병들은 자궁에서 배출되지 못한 독소로 인해 생긴 것이다.

〈자궁 독소로 인한 질병〉

생리불순, 생리통, 출혈, 냄새, 성교통, 갱년기 요실금, 불감증, 냉 대하,

성기능 장애, 질 수축과 탄력 저하...

자궁은 집안의 아궁이에 해당된다.

아궁이가 망가지면 불을 땔 수 없고 밥도 지어먹을 수 없어 집이 집 구실을 못할 것이다. 집 전체에 냉기가 돌고 사람 사는 냄새가 안 날 것이다.

그런 것처럼 자궁이 병들면 여성의 몸은 병들게 된다. 따라서 어느 부위보다도 자궁 건강과 자궁 해독을 위해 노력해야 한다.

독으로 발생하는 자궁질환의 증상들

여성은 자궁의 건강으로부터 시작됨과 동시에 자궁이약해지면 질병에 걸리기 시작한다.

❶ 냄새, 성교통 ❷ 갱년기 요실금 ❸ 불감증 오르가즘
❹ 냉대하 성기능장애 ❺ 탄력 질수축 저하

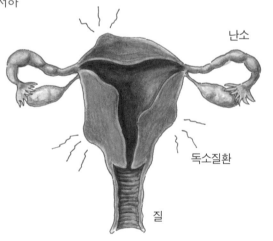

난소

독소질환

질

13. 정력 감퇴

정력 감퇴 이유는 독소

정력 감퇴는 남성들에게 심각한 고민거리 중 하나다. 정력 감퇴로 인해 위축되고 스트레스를 받기도 한다.

그래서 많은 남성들이 정력을 키우기 위해 별도의 자양강장제나 정력에 좋다는 음식을 섭취한다. 약을 복용하기도 한다. 이런 음식들이 어느 정도 효과를 보는 듯하겠지만 오래 가지 못한다. 정력이 감퇴하는 진짜 이유는 스트레스와 독소이기 때문이다.

스트레스가 정신적 독소라면, 몸속 독소는 먹는 음식과 생활습관에서 생긴다.

혈액이 맑아져야 한다

몸속 독소들 중 가장 치명적인 것은 동물성 지질이다. 동물성 지질이 남성 성기의 요도관 혈관을 막으면 정력이 떨어진다.
또한 음경으로 뻗어있는 동맥 혈관이 막히면 정력 감퇴 현상이 일어난다.

따라서 정력을 위해서는 특정 음식을 찾아다니며 과다 섭취하기보다는 평소 균형

있는 영양소 섭취와 적당한 운동을 하는 것이 절대적으로 필요하다.

무엇보다 지나친 육식보다 채소, 과일 섭취를 통해 영양소의 균형을 이루어야 한다.

<u>혈액이 맑아지고 몸속 독소가 빠져야 건강한 남성성을 유지할 수 있다.</u>

〈정력 감퇴의 주요 원인〉

1. 스트레스
2. 흡연, 음주
3. 육식과 지방질 위주의 식사
4. 비만, 복부지방
5. 운동 부족
6. 탁한 혈액

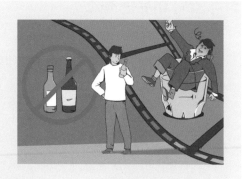

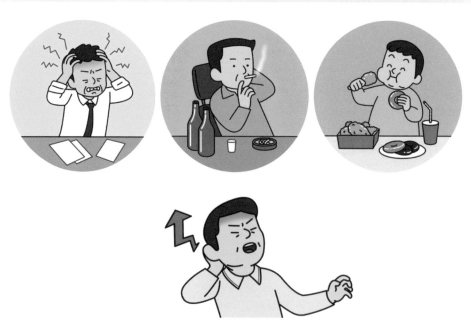

마음의 치유가 질병의 치유로 이어진다

조선의 7대 왕 세조가 편찬한 〈의약론〉편에는 의원을 여덟 종류의 등급으로 나누어 설명하는 '팔의론(八醫論)'이 등장한다.

이 여덟 종류의 의원에는 심의(心醫), 식의(食醫), 약의(藥醫), 혼의(昏醫), 광의(狂醫), 망의(忘醫), 사의(詐醫), 살의(殺醫)가 있다.

그중 세 번째는 '약의(藥醫)'로, 약을 잘 쓰는 의원을 뜻하고, 두 번째 등급인 '식의(食醫)'는 음식의 섭생을 중요시하는 의원이다.

가장 높은 등급이자 의원 중 최고의 의원으로 꼽히는 '심의(心醫)'는 병자의 마음을 치유해주고 다스려주는 의원을 뜻한다.

이처럼 우리나라에서는 전통적으로 섭생뿐만 아니라 마음을 어루만지는 것을 질병 치료의 근간으로 보았다. 허준의 《동의보감》에서도 "마음이 산란하면 병이 생기고 마음이 고요하고 안정되면 있던 병도 저절로 좋아진다."라고 한 바 있다.

마음이 질병을 만들기도 하고 치유하기도 한다

본래 동양에서는 병 치료에 있어 마음의 역할을 중시하였다. 그런데 마음의 중요성은 최근 서양의학에서도 부각되고 있다.

유전자 생물학자인 브루스 립튼은 《당신의 주인은 DNA가 아니다》라는 저서를 통해 약이나 수술보다 마음을 치유하는 것이 유전자까지도 바꿀 수 있다고 주장한 바 있다.

암 치료 전문의이자 심신의학 학자인 미국 스탠퍼드대학교의 데이비드 슈피겔 박사는 유방암으로 수술을 한 환자들에게 마음치료 프로그램을 적용한 결과, 마음치료를 하지 않고 약만 처방한 환자들에 비해 마음치료와 약 처방을 함께 한 환자들의 생존률이 훨씬 높았다고 한다.

방사선 치료 전문의인 미국 오리건대학교의 칼 사이먼튼 박사는 암 환자들에게 긴장 이완과 상상법이라는 치료를 적용하여 암을 치료한 사례를 발표하였다. 몸의 긴장을 이완시키고 암이 낫고 있다는 상상을 하게 했더니 실제로 치료 효과가 있었던 것이다.

낫는다는 상상으로도 독소가 줄어든다

인도 전통의학인 아유르베다를 서양의학에 접목한 미국의 의사 디팩 초프라도 심상법을 암 환자 치료에 활용하는 것으로 유명하다. 암이 낫는다는 상상을 하는 것이 실제로 몸속 암세포를 죽이는 데 영향을 끼치는 것이다.

모든 것은 마음에 달려 있다고 한다. 체내 독소가 생기는 주된 원인이 바로 스트레스인 것처럼, 스트레스를 없애고 마음을 치유하며 독소와 암세포가 없어지는 상상을 하는 것은 수많은 질병의 열쇠가 될 수 있다.

생활습관과 식습관을 바꾸어 면역력을 키우고 피를 맑게 하고 독소를 없애는 것과 더불어 이제는 마음속의 독소를 해독하는 것에도 관심을 가져야 할 때다.

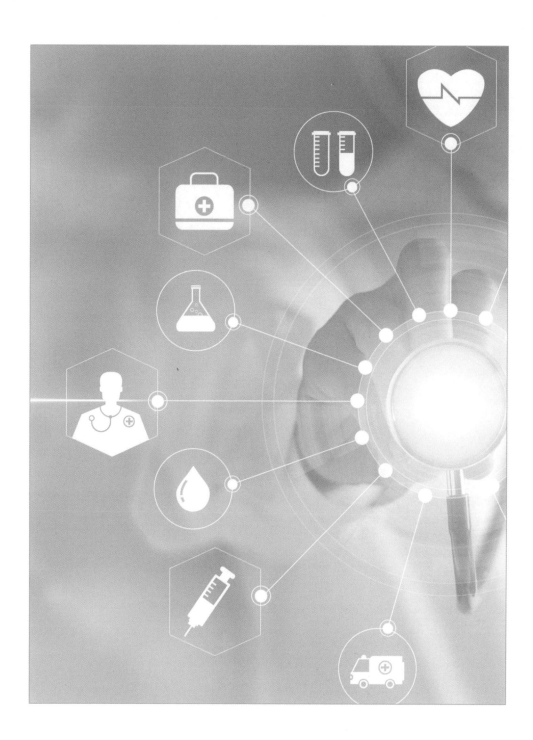

5장

우리는 해독을 해야 한다

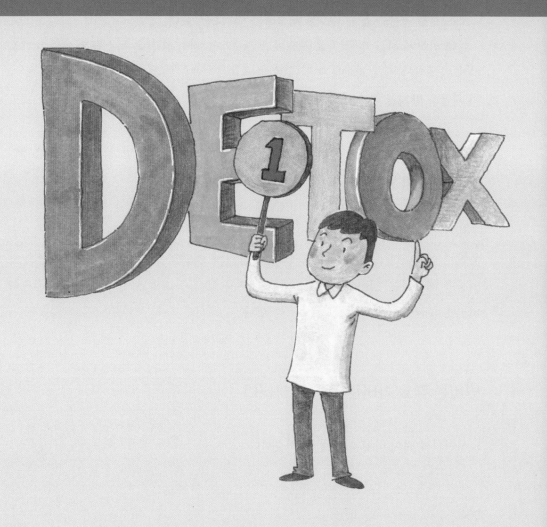

1. 질병 치유는 해독에서 시작된다

치료를 위해서는 독소부터 빼내야 한다

모든 질병 치유는 몸속 독소를 배출하는 데서 시작된다.

현대 의학에 따른 병원 치료를 해야만 경우라도 반드시 몸속 독소를 해독하여 깨끗하게 만들어야 치료 효과를 높일 수 있다. 나아가 병을 뿌리 뽑는 근본적인 치유를 하여 재발을 방지할 수 있다.

한 예로 누구나 흔하게 경험하는 위장질환 중 하나인 잦은 변비의 경우, 근본적인 치유를 하려면 변비가 독소로 인한 것임을 알아야 한다.

아기가 세상에 태어난 직후에는 태변을 본다. 까만색을 띠는 태변을 보는 이유는 아이가 어머니 뱃속에서 열 달 동안 모체를 통해 영양분을 섭취한 후 체내에 남은 노폐물을 배출하는 것이다. 아기는 까만 태변을 보아 몸속의 노폐물을 배출한 후에야 비로소 황금색의 정상적인 변을 볼 수 있다.

변비는 결코 가벼운 증상이 아니다

성인의 숙변이 바로 이 태변과 비슷하다.

숙변은 변비의 주요 원인으로, 몸속 독소가 제때 배출되지 않은 채 축적된 독의 덩어리라고 할 수 있다. **배출되어야 할 노폐물이 배출되지 못하고 장 점막의 주름 사이사이에 끼면 이것이 손상되고 약해진 장 점막세포를 통해 다시 체내에 흡수되어 독으로 작용한다.**

그러면 변을 보기 어려워지고, 배를 누르면 통증이 느껴지고, 더부룩하고 가스가 찬다. 독소가 체내 흡수되면서 머리가 아프고, 어지럼증이 생기고 무기력과 만성피로를 느끼며, 각종 면역질환과 만성 통증이 생긴다. 늘 다크서클이 생기고 피부가 거칠거나 성인여드름, 뾰루지, 각종 피부질환이 잘 생긴다.

이 모든 것의 원인은 숙변으로 인한 독소라 할 수 있다.

해독을 먼저 해야 그 다음으로 나아갈 수 있다

그래서 중증 질환을 앓고 있는 경우라 할지라도 먼저 심각한 변비가 있는지 여부를 함께 점검해보아야 한다. 질환 자체도 치료해야 하지만 숙변을 먼저 배출시켜 독소를 해독시켜야 그 질환에 대한 치료도 제대로 할 수 있다.

섭취한 음식물이 제대로 흡수되고 나서 남은 찌꺼기와 노폐물이 제대로 배출되어야 한다. 장내 유익균이 유해균보다 우세한 균형 상태를 이루어야 숙변이 생기지 않고 독소가 배출될 수 있다.

이처럼 모든 크고 작은 질병을 **해독의 관점에서 바라볼 수 있어야 치료 효과를 극대화시킬 수 있다.** 체내에서 해독이 제대로 이루어지고 있는지에 따라 질병의 심각도가 차이 나기 때문이다.

해독요법은 기원전부터 있었던 인류 고유의 치유법

해독(detoxification)의 건강 효과가 널리 알려지면서, '디톡스(detox)' 라는 말도 언제부턴가 우리에게 매우 익숙한 용어가 되었다.

해독은 현대 의학에서 다루지 못한 부분을 다루는 대체의학의 한 분야로, 할리우드 스타들의 다이어트법을 통해 대중에게 널리 알려져 전 세계적인 열풍을 불러일으키게 되었다.

그러나 디톡스, 즉 해독은 21세기 들어 대중매체를 통해 각광을 받은 것뿐, 원래 인류 역사에서 고유하게 있었던 치유법 중 하나다.

요즘과 비슷한 히포크라테스의 단식법

서양의 경우 의학의 아버지 히포크라테스가 "음식으로 고치지 못하는 병은 약으로도 고치지 못한다" 는 말을 남긴 적이 있다. 히포크라테스는 병의 원인을 잘못된 음식이나 오염된 음식, 잘못된 생활습관이라고 하여 당시 사람들에게 충격을 준 바 있다.

증상을 없애기보다 병의 원인을 알아야 질병을 치료할 수 있다고 한 히포크라테스는 병을 치료할 때 단식이나 관장을 적용하기도 하였다. 실제로 그는 물이나 포도주에 통보리를 갈아 만든 죽만 며칠간 섭취함으로써 장을 깨끗하게 할 수 있다고 하였다.
이는 우리가 알고 있는 위장질환 시의 대처법과도 유사하다. 또한 현대의 해독방법과도 그 원리가 거의 같다고 할 수 있다.

우리는 몸과 마음을 비우는 것이 치유임을 알고 있다

음식을 끊고 장을 비우는 치료법은 이미 기원전 2000년 경 고대 이집트에도 기록되었을 정
도로 유서 깊은 치료법이다. 이는 서양에서뿐만 아니라 동양에도 있었던 치유방법이다.
우리 조상들은 물, 소금, 숯을 통해 몸의 독소를 제거하고 심신을 정갈하게 하는 방법을 알
고 있었다.
또한 현대의 서양인이 더 열광하는 동양의 명상이나 요가는 자연 상태로 돌아가 정신의 찌
꺼기를 비우고 마음을 다스리는 심신의 해독이라 할 수 있다. 서구화된 현대 한국인도 몸과
마음이 독으로 가득 차 질병에 시달리고 있다.

어쩌면 인류는 오래 전부터 알고 있었던 것일지도 모른다. 몸과 마음의 독을 없애는 것이 진
정한 치료라는 것을 말이다.

2. 위장 기능은 해독의 척도

면역력의 70%는 위장 기능에 달렸다

면역력의 기본 의미는 우리 몸에서 세균이나 바이러스 같은 독소를 방어하고 해독하여 원래의 기능을 유지할 수 있는 능력을 뜻한다.

건강한 몸은 면역력을 기본적으로 가지고 있어, 자체적으로 생성한 면역세포가 몸을 지키기 위한 싸움을 벌이고 자연치유능력을 발휘한다. 그래서 가벼운 정도의 질병이나 염증, 바이러스는 굳이 약을 먹지 않아도 스스로 낫는다.

즉, 작은 질병도 스스로 치유하지 못하는 상태가 된 것을 면역력에 이상이 생긴 상태로 보는 것이다.

면역력이 정상적으로 작동하는지 여부를 측정할 수 있는 지표는 우선 위와 장의 기능에 있다. 평소 소화가 잘 되는지, 배변활동이 정상적인지, 변비가 있는지 없는지 여부만 살펴봐도 해독 여부를 파악할 수 있다.

소화만 잘 되어도 일단 해독 청신호

해독요법을 적용할 때 평소 소화기능이 정상적인 사람은 그만큼 해독이 잘 되고 효과가 빨리 나타난다.

그런데 평소 소화불량이 있었거나, 과식하고 흡연, 음주를 하고, 맵고 자극적인 음식을 즐겨 먹는 사람의 경우 해독에도 시간이 오래 걸리고 과정도 순탄하지 않다. 빼내야 할 독이 많이 쌓여 있기 때문이다.

소화는 대사기능의 척도이자 면역기능의 지표다.

우리가 음식을 먹으면 간과 췌장에서 분비된 소화효소를 통해 음식물을 분해한다. 영양분은 흡수하고 필요 없는 물질은 장으로 보내 배설을 촉진한다.

그런데 필요 없는 물질이 제대로 배설되지 못하고 체내에 오래 머물면 혈관과 신경으로 다시 독이 재흡수되어 각종 질병이 생긴다.

음식물이 첫 번째로 도달하는 위에서 분해를 잘하고, 그 다음으로 장에서 흡수와 배출을 잘해야 우리 몸에 필요한 에너지가 공급되고 쓰레기는 제때 버려질 수 있다.

따라서 소화가 잘 되는지 여부는 대사성질환 여부를 짐작할 수 있게 해주고 몸속에 독소가 얼마나 많이 있으며 면역력이 얼마나 기능하고 있는지를 살펴볼 수 있는 척도다. 소화기능만 정상적이어도 해독은 훨씬 빠르게 진행된다.

장 청소는 해독의 첫 관문

입과 식도를 통해 들어가 위에서 일차적으로 소화된 음식물이 도달하는 장은 인체에서 최대, 최장의 면역기관이라 할 수 있다. 우리 몸 안에 있지만 항문을 통해 외부와도 접하는 기관이기도 하다.

장 점막의 25%는 림프 조직이며, 장에서는 면역물질의 하나인 면역글로불린을 생성하고, 장의 B세포에서 항체를 생성한다. 독소와 유해물질을 직접적으로 방어하고 배설하여 몸을 지키는 기관이다.

해독요법을 적용할 때 장부터 해독하고 청소하는 이유는 그만큼 장 해독이 면역력 증진과 연관되어 있기 때문이다.

독소로부터 방어하는 기능을 장에서 하기 때문에, 장의 상태가 나빠지면 면역력과 해독기능이 직격탄을 맞는다. 변비, 과민성대장증후군 등 증상도 즉시 나타난다. 좋은 음식을 먹어도 장 기능에 문제가 있으면 그 좋은 음식이 다 독이 된다. 장 점막을 통해 찌꺼기 독소가 우리 몸에 다시 들어오기 때문이다.

따라서 장을 잘 해독하는 것은 면역력 회복의 첫 관문이라 할 수 있다.

유익균 비율 유지가 면역을 결정한다

건강한 상태의 장에는 약 100조 개의 미생물이 균형을 이루는데, 미생물 중 유산균을 비롯한 유익균과 그 외 유해균의 비율이 85 대 15 정도로 유지된다.

문제는 유해균 비율이 균형을 넘어설 때 생긴다. 이 비율이 깨졌다는 것은 체내 면역과 해독 시스템이 어딘가가 무너졌다는 뜻이다.

그런데 현대 의학의 발전으로 인해 크고 작은 모든 질병에 대해 나쁜 균을 박멸할 수 있는 약 처방을 할 수 있게 되었다는 점이 문제가 되었다.

항생제 같은 약은 미생물 자체를 모두 죽이기 때문에 유해균만이 아니라 유익균도 죽인다.

예를 들어 대장 내시경을 위해 장을 비우는 약을 먹으면, 장이 깨끗해져 장에 이로운 것이 아니라 장에 있던 유익균까지 비워져 장 환경에는 좋은 영향을 주지 못한다.

장내 유익균이 적정 비율로 살아 있어야 몸속에서 자연스럽게 해독 작용을 하는데, 이 작용을 하지 못하면 염증이 심해지고 각종 질병의 악순환이 반복된다.

한 번 깨진 유익균과 유해균의 비율을 정상화시키기 위해서는 많은 노력과 시간이 필요하다. 균형이 깨진 몸이 정상화되도록 해독을 통해 도와줘야 한다.

장뿐만 아니라 몸의 모든 기관이 마찬가지다.

항생제와 약, 세정제 등을 통한 인위적인 멸균은 우리 몸에 이로운 균도 말살해 면역 기능을 깨뜨리는 것임을 잊어서는 안 된다.

해독과 면역에 필수적인 효소

효소란 생물체의 몸 안에서 촉매 역할을 하는 일종의 단백질을 말한다. 우리 몸속에 있는 효소에는 소화효소와 대사효소가 있다.

1. 소화효소

음식물 소화에 사용된다. 섭취한 음식물이 위에 들어가면 위산이 먼저 단백질을 분해하며, 그 다음으로 장에 들어가면 효소가 분해한다.

2. 대사효소

몸속에 들어온 영양소를 에너지로 변환하거나 세포를 생성하도록 하고 면역기능을 유지하는 데 사용된다.

즉, 섭취한 음식물이 분해되고 대변으로 배출되기 위해서는 반드시 효소의 작용이 있어야 한다. 항염과 해독 기능이 있어 유해물질을 녹이고 염증을 제거하는 일을 한다.

또한 나이가 들수록 체내 효소는 점차 감소한다. 노년층이 되면 젊었을 때에 비해 효소가 30분의 1로 줄어든다. 그래서 우리 몸의 효소가 모두 소진되면 생명이 끝난다고 할 정도로 효소가 중요하다.

분해가 필요한 유해물질이 체내에 많이 유입될수록 효소가 많이 소비되고, 효소가 우리 몸에서 많이 소비될수록 나이가 들면서 대사와 면역기능이 떨어져 염증이나 위장장애, 대사성 질환이 생긴다.

효소를 파괴하는 음식을 줄여야 한다

다음과 같은 식품은 효소를 많이 소비시키거나 파괴시켜 결과적으로 우리 몸의 면역과 해독에 안 좋은 영향을 준다.

- 가공식품
인공첨가물과 화학물질은 효소를 많이 소비시켜 한계에 다다르게 한다. 효소가 많이 소비되어 채 분해되지 못한 물질이 체내 독소로 남는다.

- 밀가루와 글루텐, 술, 지방질 음식, 탄 고기, 짠 음식 속의 나트륨 성분
효소를 파괴시켜 우리 몸의 효소가 부족하게 만든다.

음식을 급하게 먹는 습관도 효소 작용을 저해한다. 침에서 소화효소가 나오기 때문에 천천히 꼭꼭 씹어먹는 습관을 들여야 효소가 충분히 나올 수 있다.

효소를 보충시켜주는 발효식품

효소가 들어 있는 발효음식을 많이 섭취하면 몸속에서 부족해질 수 있는 효소를 보충할 수 있다. 그래서 발효음식은 소화는 물론 면역과 항암을 돕는다. 우리나라의 전통 발효음식인 된장, 청국장, 김치 등은 항암작용을 하는 대표적인 음식들이다.
단, 같은 된장이라도 공장에서 대량생산된 된장과 전통 방식으로 발효시킨 집 된장은 효소의 수와 작용에 있어 차이가 꽤 많이 난다.
또한 요즘에는 효소 건강기능식품도 시중에 많은 종류가 판매되고 있는데, 성분을 잘 살펴보아야 한다. 효소가 들어 있다고는 하나 사실은 설탕 범벅이거나 당분이 너무 많이 함유된 효소식품은 오히려 우리 몸에는 독소가 되기 때문이다.

이 부위도 사실은 중요한 면역기관

편도선

목구멍 근처의 림프절을 일컫는 신체기관으로, 목젖 양 옆의 구개편도, 목젖 뒤쪽의 아데노이드를 통칭한다. 입과 코를 통해 들어오는 외부 항원으로부터 점막을 보호하는데, 편도가 세균이나 바이러스에 감염돼 붓고 염증 반응이 일어나는 것을 편도선염이라고 한다.

맹장

대장이 시작되는 위치에 있는 5~6센티미터 정도의 기관. 맹장 끝에 붙어있는 충수돌기에 염증이 생긴 것이 충수염으로, 흔히 맹장염이라고도 부른다. 맹장염을 미리 방지한다는 목적으로 맹장을 미리 잘라내는 수술을 하기도 한다. 그러나 장의 유익균이 살고 있는 면역기관이기도 하므로, 염증이 생기지 않았는데 일부러 제거할 필요는 없다.

림프절

임파선이라고도 하며, 인간을 포함한 포유류의 대표적인 면역기관 중 하나다. 몸 전체 약 500~600개 정도의 림프절이 있으며 주로 겨드랑이, 사타구니, 목 뒤, 가슴, 배를 지나간다. 림프절에 멍울이 생기면 면역기관과 면역력에 이상이 생긴 것이다.

흉선

가슴 한가운데의 흉골의 뒤, 심장과 대동맥의 앞쪽에 있는 림프기관으로 편평한 나비 모양의 면역기관이다. 면역세포인 T세포를 만든다. 사춘기 때까지 커지다가 나이가 들면서 퇴화하는데, 중년기 이후에 이 기관에 악성종양이 발생한 것을 흉선암이라고 한다.

3. 해독하면 다이어트 효과 있나요?

해독하면 살이 빠지나?

해독은 살을 빼는 목적 하나만으로 하는 것은 아니다. 해독은 몸속의 독을 제거하기 위한 목적으로 하는 것을 의미한다.

단, 지방이 과다하게 형성된 원인을 독소로 보기 때문에, 해독을 효과적으로 잘하면 해독과 동시에 살이 빠질 수 있는 것이다.

<u>정확히 말하면 살이 빠지는 것도 체지방이 감소한다기 보다는 독소가 감소하는 과정이다.</u>

살이 찌는 것은 여러 원인이 있겠으나 우선은 몸속 대사에 문제가 생겼기 때문이다. 대사가 잘 안 되면 살이 찌고 지방 속에 독소가 쌓이게 된다. 이 독소가 대사를 어렵게 만든다.

예를 들어 이물질이 장작에 붙어 있는 상태에서 장작에 불을 붙이면 그 이물질 때문에 장작은 잘 타지 않고 연소율이 떨어지는 이치와 같다고 보면 된다.

해독은 장작이 잘 타게 하는 것

연소율이 떨어진다는 것은 영양소의 열량을 효과적으로 에너지로 전환하기 어렵게 된다는 뜻이다. 에너지가 부족해지니 몸이 정상적으로 작동되지 못하고 독소만 쌓여 비만으로 진행된다.

그래서 <u>해독이란 결국 몸의 연소율을 높이는 것이다.</u> 연소율을 높여 장작이 잘 타게 한다.

그러면 독소가 저장될 필요가 없어지고 체지방이 줄어들어 살이 빠지는 현상이 나타나게 되는 것이다.

〈해독과 다이어트의 차이〉

해독
- 몸속의 독소/독성을 제거하는 것.
- 3일간 진행한다.
- 개념 : 독소를 없애는 것 = Detoxification

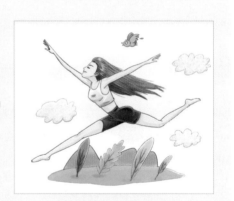

다이어트
- 필요 이상의 체지방을 제거하는 것.
- 해독 후 4일째부터 시작한다.
- 개념 : 영양학적 측면에서 식이요법을 하는 것 = Dietetics

유행하는 디톡스 음료, 괜찮아요?

해독주스는 해독이 될까?

'마녀주스' 라는 별명으로도 불리던 해독주스가 한때 유행한 적 있다.
해독주스는 브로콜리, 양배추, 당근, 토마토, 사과, 바나나 등의 채소와 과일을 갈아 주스로 만들어 섭취하는 것이다.

물론 각각의 식재료들은 우리 몸에 좋고 독소 배출에 도움되는 채소와 과일이다. 그러나 채소를 삶고 과일을 가는 과정에서는 식이섬유와 비타민 등 주요 영양소가 파괴되어 원재료 그대로 깨끗하고 자연스럽게 섭취했을 때보다 이롭지 않다. 특히 식이섬유는 갈지 않은 그대로 섭취해야 한다.
즉 해독과 다이어트에 도움된다고 알려진 해독주스는 실제로는 영양소 파괴가 많이 된 음료라고 할 수 있다.

한때 유행했던 장청소 치료도 마찬가지다. 인위적인 관장은 장 내 유익균까지 제거를 해버리기 때문에 진정한 의미의 해독과는 거리가 멀다.

해독의 원리를 제대로 이해한다면 인터넷이나 SNS, 대중 미디어를 통해 유행하는 다양한 디톡스 방법은 섣불리 따라하지 않는 것이 좋다.
해독은 인위적인 방법을 가하지 않은 자연 그대로의 인체 기능 원리를 따라갈 때 진정한 해독 효과가 있다.

음료보다 따뜻한 물을 많이 마셔라

해독을 원한다면 식이섬유를 파괴한 음료보다 따뜻한 깨끗한 물을 매일 자주 섭취하는 것이 좋다. 해독요법 중에는 하루 4리터의 따뜻한 물을 마시라고 권장한다. 물은 장 운동과 세포의 노폐물 배출을 돕는다.

온열로 몸을 충분히 따뜻하게 하고, 쉼과 호흡으로 심신을 이완시키고, 물을 많이 마셔 수분 섭취를 충분히 하면 장이 제 기능을 발휘해 저절로 노폐물을 배출한다. 굳이 관장을 하지 않아도 된다.

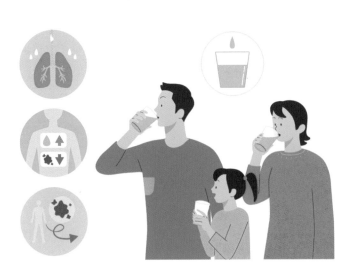

4. 해독은 다시 태어나는 것과 같다

3일의 해독은 생명 탄생의 원리

해독 프로그램 중에는 1박 2일이나 2박 3일 과정이 있다. 7일 프로그램, 10일이나 15일 프로그램도 있다.

그런데 실제로 해독은 3일간 진행하는 것이 가장 효과적이다. 3일은 생명의 탄생 과정에서도 그 원리를 찾을 수 있다.

사람은 태어나면 자동적으로 3일 동안 몸을 비우는 해독을 한다.
이는 첫 출산을 한 엄마의 젖이 3일 동안 나오지 않기 때문이다. 사람은 처음 출산 후 약 3일 정도 지나야 초유가 돌아 아기에게 모유를 수유할 수 있다.

과거에는 달리 방법이 없어 굶는 방법밖에는 없었는데 이 시기에 아기는 시커먼 태변을 보게 된다.

그러다 3일이 지난 4일째부터 정확하게 젖이 나오기 시작한다. 이때 아기는 배가 고픈 상태에서 힘차게 젖을 빨기 시작한다. 그 후에야 누런 변을 보게 된다.

쌓이기만 한 찌꺼기를 빼내는 것

해독요법의 3일 과정은 이러한 탄생 원리에서 착안한 것이다.

우리가 해독을 하는 것은 지금까지 계속 유해물질을 몸속에 들이기만 하며 살아왔기 때문이다. 유해물질을 유입시키기만 하고, 미처 배출되고 해독되지 못한 수많은 찌꺼기는 몸 안에 쌓여왔다.

해독은 이 찌꺼기를 비로소 몸 밖으로 배출시키기 위한 생명의 연장이라 생각하면 된다. 빼지 않고 계속 넣기만 한다면 이내 우리 몸은 독의 무덤으로 바뀌게 될 것이기 때문이다.

〈목적에 따른 다양한 해독 기간〉

해독 + 뱃살 관리 : 7일 프로그램
해독 + 뱃살 관리 + 몸매 관리 : 10일 프로그램
해독 + 뱃살 관리 + 몸매 관리 + 대사성질환 관리 : 15일 프로그램

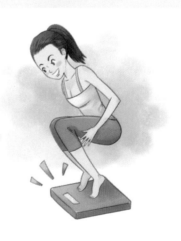

5. 해독은 자주 해야 좋은가요?

누구나 해독요법을 해야 하는 이유

평소 피곤하거나 스트레스를 받고 사는가?
크고 작은 만성질환이 있는가?
인스턴트식품 섭취나 야식을 자주 하는가?
피부나 다이어트 때문에 고민을 한 적이 있는가?

그렇다면 당신도 해독을 자주 해야 하는 사람이다.

현대를 살아가는 우리는 해독을 자주 할수록 좋다. 대부분의 경우 체내 해독기능이 어딘가 고장이 나 있거나, 인체가 감당할 수 없는 너무 많은 양과 종류의 독소를 매일 접하며 살고 있기 때문이다.

과거에는 상황이 달랐다. 독소의 양과 질이 지금만큼 심각하지는 않았다.

그러나 현재 우리는 사계절 미세먼지의 습격을 받으며, 첨가물 범벅인 음식을 잘못된 방식으로 섭취한다. 거의 모든 사람들이 극심한 스트레스와 만성피로를 달고 산다.

해독의 중요성은 예전부터 강조되어 왔지만 과거에는 중년 무렵부터 혹은 가끔 한두 번만 해독을 해도 충분했다.

그러나 지금은 누구나 해독을 자주 해주는 것이 좋다. **몸속에 가득 찬 독을 얼마만**

큼 자주 빼 주는가가 결국 건강을 말해줄 수 있기 때문이다.

1차 해독 후 2주 이내에 2차 해독 진행하기

해독을 처음 경험한다면 기본적인 3일 과정을 진행하는 것이 좋다. 그리고 처음 해독을 3일 했다면 이후 2주 이내에 2차 해독을 해주는 것이 좋다.

그 후에도 시간과 몸이 허락한다면 분기별로 한 번씩은 하는 것이 좋으며, 적어도 1년에 3번은 실시하는 것으로 계획을 잡으면 좋다.

기계조차도 쉬고 기름칠할 시간이 필요한 것처럼, 우리 몸은 종종 비워주고 휴식을 해주면 더더욱 좋아진다. 해독을 자주 하면 할수록 값진 건강의 선물을 안겨줄 것이다.

단, 심신이 매우 병약한 상태라든가 오랜 지병으로 고생하는 사람들이라면 몸의 상태에 따라 전문가와의 상담 후 진행하는 것이 좋다. 몸에 무리를 주면서까지 자주 하는 것은 어떤 경우에도 옳지 않다.

몸에 무리가 없다면 첫 해독을 경험한 이후 자주 반복할수록 좋다.

〈연령에 따른 해독요법의 적정 횟수〉

건강한 20~30대 → 1년에 2회 이상 진행한다

40대 → 1년에 4회 이상(분기별 1회 이상) 진행한다

50대 이상 → 1년에 5회 이상 진행한다

〈건강 상태에 따른 해독요법의 적정 횟수〉

특별한 질환이 없는 경우 → 1년에 3회 이상 진행한다

경증 질환이 있는 경우 → 1년에 4회 이상(분기별 1회 이상) 진행한다

중증 질환으로 오래 앓은 경우 → 전문가와 상담 후 자주(한 달에 1회 이상) 진행한다

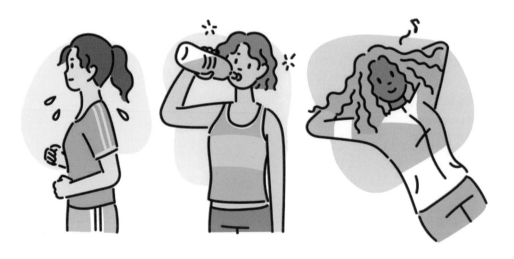

6. 해독요법 한 후 요요현상도 있나요?

해독, 제대로 알고 해야 한다

해독 열풍이 분 후 해독이 살 빼는 데 도움이 된다는 인식이 널리 퍼졌다.

그래서 건강도 건강이지만 살을 빼려는 목적으로 해독을 체험하는 여성들도 적지 않다. 그런데 간혹 이런 호소를 하는 사람들이 있다.

"해독을 하고 난 후 오히려 살이 쪘는데 해독을 해야 할까요?"

답변부터 하자면, 만약 해독 후 요요현상이 발생했다면 무언가 잘못된 방법으로 해독을 한 것이라고 본다. **올바른 방법으로 진행했다면 일반적으로 해독 후 요요현상은 잘 발생하지 않는다.**

요요가 왔다면 해독을 잘못 한 것

해독을 했는데 얼마 후 급격히 살이 찌는 등 요요현상이 발생했다면 다음과 같은 사항을 점검해보아야 한다.

- 해독할 때 열을 충분히 발생시키지 않았는가?
- 해독 진행시 숙면을 취하지 못했는가?
- 해독을 하면서 몸은 비웠으나 머리로는 계속 휴대폰을 하거나 다른 데 신경을 쓰느라 충분한 휴식을 취하지 못했는가?
- 따뜻한 물을 충분히 섭취하지 않았는가?
- 현재 건강 상태를 점검하지 않고 무작정 굶는 해독을 하여 몸에 무리한 부담을 주지 않았는가?
- 해독 과정 중에 섭취한 음식물이나 물중에 충분히 제거되지 않은 독소 물질이 포함되어 있지 않았는가?

위 사항 중 하나라도 해당된다면 우리 몸은 해독과 동시에 또 다른 독이 유입되는 상황에 맞닥뜨리게 된 것이다. 그래서 다시 새로운 독이 쌓여 해독이 충분히 진행되지 못한 경우이다.

그래서 해독은 신중하고 조심스럽게 올바른 수칙을 지켜가며 해야 한다. 해독 전후로 몸이 매우 예민해져 있으니 포근히 감싸주듯 해야 한다. 그래야 요요현상이 발생하지 않는다.

7. 해독과 질병 상태

당신의 몸은 대청소를 한 번도 안 한 집

해독은 단지 며칠 굶어서 몸무게를 줄이고자 함이 아니다. 해독의 진짜 목적은 궁극적으로 질병으로부터 벗어나는 몸으로 만들기 위함이다.

우리를 괴롭히는 대부분의 질병은 만성질환이다. 평생 청소를 한 번도 안 하고 산 집처럼, 평생 몸속의 독소가 누적되어 온 것이다.

문제는 만성질환자들이 거의 한평생 병원에서 처방해준 약으로 몸을 관리하고 있었다는 것이다. 그러면 온몸은 약 자체의 독성이 장기 구석구석 퍼져 있는 상태다. 간과 신장, 위와 장이 제 기능을 잃고 면역기능에 교란이 생긴 상태이다.

이 약으로부터 벗어나 쾌적하고 가벼운 몸을 만드는 데 해독만큼 효과적인 것이 없다.

중요한 건 포기하지 않는 마음

해독을 하면 처음에는 저항감이 상당할 수 있다. 즉, 약에 길들여진 몸이 새로운 것에 저항하는 현상이다. 이때는 불쾌한 느낌들이 뒤따를 수도 있고 각종 불편함과 고통 때문에 일찌감치 중도 포기하고 싶은 생각이 굴뚝같아진다.

그런데 이 시기를 견디는 것이 진짜 해독이다. 자신과의 싸움에서 인내를 가지고 참아야 한다.

이 시기를 지나 해독 후 찾아오는 몸의 상쾌한 느낌과 기쁨이 이루 말할 수 없이 좋다는 것을 본인 스스로가 경험하고 나면, **그동안 내 몸에 얼마나 많은 양의 독소가 쌓여 있었는지를 비로소 깨닫게 된다.**

제대로 된 방법으로 정상적인 해독을 했다면 몸은 서서히 건강한 방향으로 향하기 시작한다. 고질적인 만성질환이 점차 줄어들고, 수면의 질과 피로감 등 일상생활에서 경험하는 몸의 느낌이 확실히 달라질 것이다.

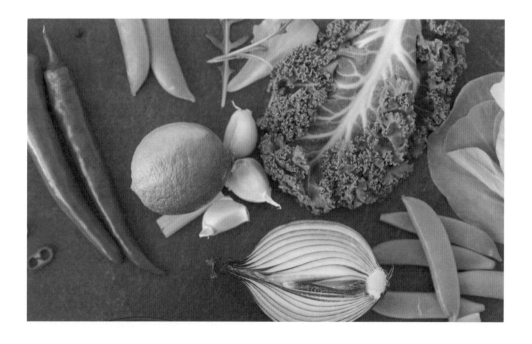

8. 해독의 부작용은 없나요?

진정한 해독은 인식 변화에서 시작

제대로 된 해독요법은 단순히 육체의 유해물질을 밖으로 배출시키면서 정신적, 영적으로까지도 균형을 잡아준다.

그리고 해독 후 삶에도 변화를 가져다준다. 이는 전적으로 일회성으로 독만 제거하는 방법에서 벗어나, 해녹의 원리 및 건강한 삶에 대한 근본적 지식과 습관을 습늑하는 것까지 포함하는 것이다.

인식이란 상황의 본질을 이해하고 그것을 통해 삶을 바꾸는 행동의 밑거름이 된다. 몸에 대한 태도와 인식의 변화를 통해 진정한 해독이 이뤄진다.

해독의 문제가 아니라 방법의 문제다

하지만 해독에 대한 인식과 지식의 부족은 오히려 그릇된 방법이나 요행을 불러일으킨다. 그러다 보니 매번 여기저기 다른 곳에서 각기 다른 해독 방법을 찾아 헤맨다. 때로 그릇된 방식의 해독을 하다가 오히려 몸을 학대하기 일쑤다.

잘못된 방식으로 진행한 해독에는 당연히 부작용이 발생한다.

잘못된 해독의 부작용은 생각보다 무섭다. 부작용을 한 번 몸으로 경험하고 나면, 다른 올바른 방식의 해독을 다시 하려 해도 겁이 나고 거부감이 생긴다. 그래서 스스로가 해독을 포기하게 만들어 이전과 같은 독의 그늘로 빠져들게 된다.

잘못된 해독 경험으로 인한 해독에 대한 오해, 어쩌면 이것이 가장 큰 부작용일 수 있다.

해독 후 여러 부작용을 일으키는 잘못된 해독은 대개 다음과 같은 특징이 있다.

- 필요한 영양을 충분히 제공하지 않은 해독
- 열을 동반하지 않는 차가운 해독
- 해독에 대한 이해와 교육이 없이 진행된 해독
- 개개인의 건강 상태를 고려하지 않은 채 획일적인 방식으로 진행한 해독

부작용과 호전반응 구분하기

잘못된 방법으로 진행한 해독의 부작용 중에 피부 트러블이 있다.

피부는 우리 몸에서 가장 넓은 면적을 차지하는 장기로서 수많은 땀구멍을 통해 몸속 독소를 배출한다.

그런데 잘못된 해독을 하게 되면 오히려 피부에 발진 등 트러블이 발생한다. 독이 빠져나오다가 피부에 그대로 쌓여서 발진이 생기는 것이다. 혹은 대사가 원활하지 못해 발생한 독의 결과물일 수 있다.

해독 후 피부에 나타난 발진이 다 부작용은 아니다. 이 점을 유의해야 한다.

올바른 해독을 하고 나서도 피부 트러블이 생길 수 있는데, 이는 몸에서 독이 빠져나오거나 간에 열이 오르면서 나타나는 호전반응일 수 있다. 그러므로 시간을 두고 기다리는 것 또한 필요하다.

이런 경우 **대개 3일에서 5일이 지나면 서서히 트러블이 가라앉고 피부가 좋아진다.**

잘못된 해독의 또 다른 부작용으로 요요현상이 있다.

해독 후 살이 찌거나 온몸이 붓는 증상이 있다면, 반드시 2주 이내에 제대로 된 해독을 다시 진행해야 한다. **근본적으로 독을 잘 비우면 개선되는 현상이니 너무 두려워할 필요는 없다.**

〈잘못된 해독으로 인해 생길 수 있는 부작용〉

- 몸에 냉증이 생긴다.
- 피부 트러블이 5일이 지나도 가라앉지 않고 점점 심해진다.
- 살이 다시 찌거나 온몸의 부기가 안 빠지는 등 요요현상이 심하게 온다.
- 탈수, 탈진, 심한 허기, 해독 직후 폭식을 동반한다.
- 해독을 다시 하는 것에 대한 거부감이 생긴다.

9. 해독 후 보식은 어떻게 하나요?

해독 후 보식은 해독만큼 중요

해독을 진행한 후에는 보식을 잘 하는 것도 중요하다.

해독 후 몸은 극도로 예민해져 있는 상태다. 몸속이 깨끗하게 비워지고 대대적으로 청소가 된 직후이니, 아무 음식이나 함부로 몸속에 넣어서는 안 된다.

예를 들어 만약 해독 후 술을 마시면 십중팔구 설사를 하게 되고 머리가 아프거나 몸이 무척 힘들어한다. 깨끗하게 청소한 곳에 더러운 것이 들어왔으니 몸이 거부하는 반응이 나타나는 것이다.

그래서 해독 후 보식을 할 때는 몸이 소화하기 어려운 것을 섭취해서는 절대 안 되며, 독소로 작용할 만한 자극적인 음식을 섭취해서도 절대로 안 됨을 명심해야 한다. **속이 비워진 상태에서는 우리 몸은 들어오는 대로 모두 흡수하고 소화시키려 한다.** 이 상태에서 독성이 있는 물질을 넣게 되면 왕성한 흡수력이 독까지 모두 흡수하기 때문에 오히려 해독 전보다 더 안 좋은 증상이 나타날 수 있다.

해독 직후에는 부드러운 미역죽이나 채소죽

해독을 한 직후의 보식은 부드러운 미역죽이나 채소죽이 가장 적당하다. **속을 자극할 수 있으므로 죽에는 소금이나 간장을 넣지 말아야 한다.**

배가 고프다고 많이 먹는 것 또한 금물이다. 하루 정도는 부드럽고 순한 음식을 조금씩 먹고, 이튿날부터 차츰 일반 식사로 전환하는 것이 좋다. 그러면 몸이 서서히 적응하며 안정을 찾기 시작한다. 보식은 해독 후 건강을 유지할 수 있느냐의 징검다리이므로 신중하게 진행해야 한다.

〈해독요법 이후 보식의 원칙〉

- 부드러운 죽을 섭취하되, 소금, 간장, 조미료가 들어 있지 않은 죽을 먹는다.
- 해독 후 하루 징도는 보식을 한다.
- 일반식은 해독 후 2일이 지나서 한다.
- 갑자기 과식하거나, 기름지고 자극적인 음식을 섭취하지 않는다.

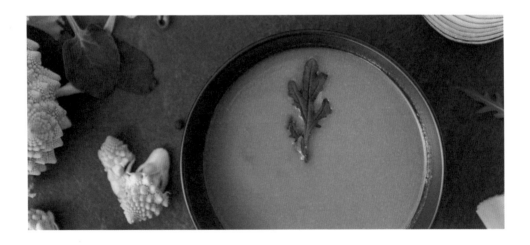

10. 해독은 모든 사람에게 좋은가요?

해독요법은 단순할수록 좋다

해독이 필요 없는 사람은 단언컨대 한 사람도 없다. 또한 해독을 해서 해로운 경우도, 단언컨대 없다고 본다.

해독은 방법의 문제다. 해독의 원리를 충실히 따르며 제대로 된 방법으로 했느냐 안했느냐에 따라 효과가 달라질 뿐이다. 좋은 해독은 몸에 이롭지만 나쁜 해독은 오히려 몸을 더 망칠 수도 있다.

좋은 해독이란 오로지 해독만을 위한 방법을 원칙대로 충실히 따른 것을 말한다.

즉, 해독을 위해 열을 공급해 몸을 따뜻하게 해준다거나, 따뜻한 물을 충분히 섭취하는 것, 정신적 안정과 숙면을 충분히 취하는 것이 반드시 필요하다.

다시 말해 **해독은 과정 자체가 아주 간단하고 단순하게 하는 것이 좋다. 몸을 따뜻하게 하고 잘 비워내고 심신을 쉬게 하는 것이다.**

그러나 해독이라는 명목으로 갖가지 특이한 방법을 동원하는 것은 오히려 몸에 무리가 가게 하거나 몸을 더 망칠 수도 있음을 알아야 한다.

체력소모가 많은 운동을 너무 심하게 하거나, 검증이 안 된 식품이나 음료를 무리하게 섭취하는 등 해독의 기본 원리를 따르지 않는 해독 프로그램은 주의해야 한다.

해독은 곧 '쉼' 이자 '비움' 이다.

해독요법을 할 때 몸에 무리를 주면 장기가 긴장을 하고 혈관이 좁아져 이후의 해독도 어려워진다.

해독은 모든 사람에게 이롭다

그래서 해독을 하기 전부터 준비도 잘해야 하고, 해독 이후에도 관리를 잘해야 한다.

만약 해독을 한 번 했다고 해서 끝나자마자 기존의 독소 가득한 식생활과 생활습관으로 복귀한다면 어떻게 될까? 예민해진 몸이 독소에 더 크게 반응해 오히려 안 좋은 증상이 나타나고 컨디션도 안 좋아질 수 있으니 주의해야 한다.

해독은 말 그대로 몸 안의 것들을 밖으로 배출하는 항상성의 원리를 돕는 것이다. 그래서 배출에 필요한 모든 것을 위해 몸과 정신이 하나가 되어야 함을 잊어서는 안 된다.

〈연령대와 질환의 경중을 고려한 권장 프로그램의 예〉

20~50대 → 일반 해독 프로그램을 적용한다.
60대 이상 노년층 → 해독과 힐링을 병행하는 프로그램을 적용한다.
건강하거나 경증 질환이 있는 사람 → 일반 해독 프로그램을 적용한다.
중증, 난치성 질환이 있는 사람 → 해독과 힐링을 병행하는 프로그램을 적용한다.

해독과 함께 세포 재생을 돕는 것

엉겅퀴

엉겅퀴는 피를 맑게 하고 어혈을 풀어주어 주로 간 치료에 쓰였던 약재다. 체내 독소와 활성산소에 의해 저하된 간의 세포 재생을 도와 간 기능을 개선시켜 주는 작용을 한다. 엉겅퀴에 포함된 실리마린 성분은 염증 제거 효과가 좋아 체내 염증성 질환의 완화와 예방에 도움된다.

강황

항산화작용과 항염, 항균작용 등 다양한 생리 활성을 가지고 있어 다양한 분야에서 건강에 이로운 영향을 미친다. 최근 연구에서는 커큐민이 인지 기능 개선, 암 예방, 심혈관 건강 개선, 관절염 개선, 소화 기능 개선 등의 효과가 있는 것으로 알려졌다.

황기

황기에는 인삼이 가지고 있는 사포닌, 플라보노이드, 아미노산 등이 풍부하게 함유되어 있으며 이 성분들은 체내에 있는 콜레스테롤 수치를 낮추는데 도움을 주며, 노폐물을 배출시켜 주며, 혈관에 있는 중성지방을 제거해 주어 혈액의 흐름을 원활하게 해준다.

율무(의이인)

비장의 습을 없애는 작용을 하며 주성분인 단백질, 아미노산, 탄수화물, 미네랄 등은 면역력을 높이는 데 도움이 되고 체내에 염증을 줄이고 부종 완화와 이뇨작용 및 항균작용을 한다.

당귀

당귀에 들어 있는 플라보노이드, 데쿠르신 성분은 항암 효과가 있으며, 데커시놀 성분은 독소로부터 보호해주는 역할을 한다. 모두 항산화 성분들로서 독소와 암세포를 제거하는 데 도움된다. 따뜻한 성질을 가졌기 때문에, 차가워진 몸과 탁해진 혈액의 순환을 도와 심혈관계 질환 예방과 완화에 도움이 되고 여성의 자궁질환을 개선시킨다.

천궁

미나리과의 약용식물인 천궁은 심혈관계 질환 예방에 효과적이며, 성질이 따뜻해 생리통이나 생리불순 같은 여성의 자궁 질환을 개선시킨다. 혈액 순환을 원활하게 해주고 페놀과 알칼로이드 성분은 항염 효과가 있어 염증과 통증을 완화시키며 체내 독소를 배출하게 해준다.

결명자

비타민A와 베타카로틴 성분으로 인해 눈 건강을 강화시키며, 이뇨작용을 도와 독소 배출에 도움 된다. 루프로푸라신 성분은 혈관 속 노폐물을 제거해 혈액 순환을 원활하게 하고 심혈관계 질환을 예방하며, 간 기능을 활성화시키고 간세포 재생을 도와 우리 몸의 해독기능을 향상시킨다.

계피

천연 인슐린인 폴리페놀 성분이 혈당을 낮춰주어 당뇨병, 고지혈증 예방에 효과적이며, 성질이 매우 따뜻해 혈액 순환을 활성화시키며 체내 독소와 지방을 제거하며 여성의 자궁 질환을 치료한다. 위액 분비를 촉진시켜 소화를 돕고 궤양을 예방하며, 소염작용으로 인해 통증을 완화시킨다.

감초

해독과 항염 효과가 있어 피부와 체내의 각종 염증성 질환에 효과 있다. 리코찰콘A, 글라브리딘 등의 성분은 암세포를 억제해 항암작용을 하며, 글리시리진 성분은 체내 노폐물과 유해세균, 독소, 중금속 등을 해독하고 체외 유해균을 방어하여 바이러스 등에 대한 면역력을 높여준다.

수세미

수세미에 들어 있는 플라보노이드 성분과 사포닌 성분은 히스타민 방출을 억제해 비염, 천식 등 알레르기 질환에 효과적이고, 쿠마르산 성분은 항염, 항암, 항산화 효과가 뛰어나 염증성 호흡기 질환을 예방할 수 있다. 망간 성분은 당뇨병을 예방하고, 비타민A가 풍부해 안구 질환을 예방한다. 알파스피나스테롤 성분은 항염, 항암 및 해독기능이 있다.

야자유

코코넛에서 추출한 식물성 기름인 야자유는 항산화기능이 있고 신진대사를 활성화시킨다. 야자유의 라우린산 성분은 알츠하이머 등 뇌신경질환을 방지하는 케톤 생성을 촉진시켜 뇌 기능을 활성화시키며 면역력 증진에 효과적이다. 또한 유익한 콜레스테롤인 HDL콜레스테롤을 증진시켜 심장병을 예방한다.

포도씨유

불포화지방산과 비타민E가 풍부한 포도씨유는 천연 항산화제로 체내 활성산소와 콜레스테롤을 감소시켜 고혈압 등 성인병 예방에 도움 되며 간 기능을 강화시킨다. 폴리페놀 성분과 리놀레산 성분은 노화 방지에 도움 되며, 카테킨 성분과 레스베라트롤 성분은 항염 및 항암 효과가 있다.

헛개나무

헛개나무의 암페롭신과 호베니틴스 성분은 간세포 재생을 돕고 간 기능을 향상시켜 알코올과 독소를 빨리 분해시킨다. 뿌리에 함유된 칼슘 성분으로 인해 관절염과 골다공증을 예방하며, 장내 유해균을 제거하여 변비를 줄이고 장 기능을 활성화시킨다.

새싹보리

식이섬유와 아미노산, 칼슘과 철분이 풍부하게 함유되어 있다. 폴리코사놀 성분이 지방을 분해하고 콜레스테롤 수치를 낮춰주는 역할을 하고, 뿌리에 포함된 사포나린 성분은 혈당 조절에 효과적이다. 클로로필과 폴리페놀 성분은 활성산소를 억제하여 각종 질병과 노화를 예방한다.

핑거루트

아열대와 열대 지방에서 나는 생강과의 뿌리식물로, 핑거루트에 포함되어 있는 판두라틴 성분은 지방을 분해하고 신진대사를 활성화시키며 염증을 억제하는 성질이 있어 다이어트에 도움 되며, 체내 점막을 보호하여 위궤양, 기관지염과 관절염 등을 개선하고 완화하는 데 효과적이다.

산화질소

체내 내피세포와 질소 생성 신경세포에서 분비되는 무기 가스 분자로서, 세포의 신호를 전달하는 역할을 하는 과정에서 혈관을 확장시켜 고혈압 완화 및 혈전 및 고지혈증 예방에 효과적이다. 혈액순환을 촉진시켜 두통과 치매 예방에 도움 되며 우리 몸에서 항염과 항산화 작용을 한다.

바나바 잎

바나바 잎은 혈당 조절에 효과가 좋다. 코로솔산이라는 식물 인슐린이 혈당을 근육세포로 흡수하고 에너지를 소모시켜 혈당치를 유지시키는 동시에 식욕 조절과 포만감 유지에도 도움을 주어 당뇨병 예방에 효과가 있으며 뿌리는 위장병 개선에 좋은 효능을 가진다.

돌외잎

돌외잎에 포함된 액티포닌은 지방을 분해하고 스트레스를 조절한다. 돌외잎에 다량 함유된 진세노사이드는 기관지염과 기침을 억제하는 데 도움이 되고 면역력 증대, 소염 작용 등을 통해 스트레스, 불안장애를 개선한다. 또한 에너지 생산 효소를 활성화해서 지방 축적을 억제하고 지방 연소를 촉진한다.

해독 시 음용하는 제품들

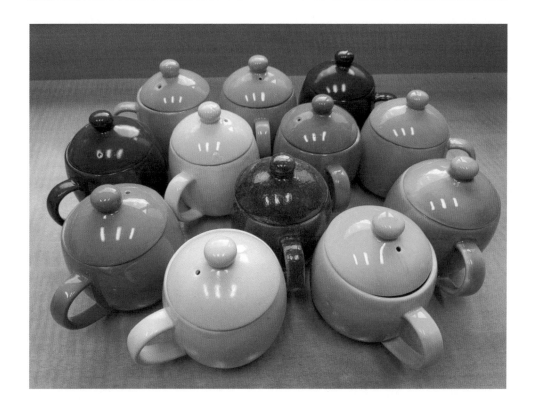

6장

16시간의 기적,
해독요법 실천하기

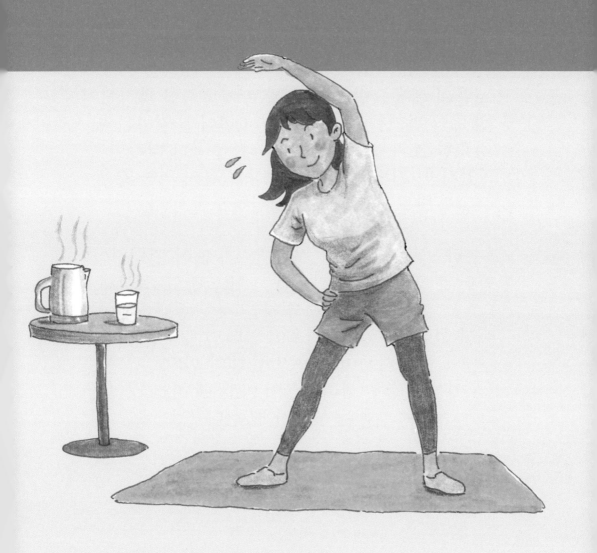

"

이번 장에서는 저녁 5시부터 다음 날 아침 9시까지,
1박 2일 16시간 동안 진행되는 실제 해독요법
진행 과정과 메커니즘을 소개한다.

16시간의 해독요법은 가장 짧고 기본적인 과정이지만
해독의 원리를 충실히 지켜서 한다면 얼마든지
강력한 효과를 체험할 수 있다. 누구나 따라할 수
있지만, 지병이 있거나 중증 질환이 있는 경우
반드시 전문가와 상담하도록 한다.

또한 너무 피곤하고 스트레스가 많아 컨디션이
악화된 상태에서 하기보다는 어느 정도 몸 상태가
괜찮은 상태에서 하는 것이 좋다.
예를 들어 감기몸살 기운이 있다면 해독을 미루고
컨디션이 나아진 후 해야 한다.
여성의 경우 생리기간이 아닐 때 하는 것이
몸에 무리가 덜 간다.

"

1. 해독요법 D-5일 해독을 위한 예비 기간

식사량을 줄이고 야식은 끊어라

해독은 무작정 굶는 것이 아니라 몸속을 비우는 개념이므로 해독 전에 몸이 무리가 가지 않도록 잘 준비시키는 것도 중요하다.

이를 위해서 며칠 전부터 식사를 통해 해독 준비기간을 가진다. 준비기간 중 식사는 다음과 같은 것을 지키는 것이 좋다.

〈해독 며칠 전부터 이렇게 먹어라〉

- 지방이 많은 음식, 육식, 기름진 음식, 밀가루 음식, 매운 음식, 유제품, 커피, 술, 탄산음료, 과자 등을 모두 피한다.
- 하루 전부터 식사는 가볍게 한다.
- 밥의 양을 평소보다 줄이고, 과식하지 않는다.
- 평소 빨리 먹는 습관이 있더라도 이 기간부터는 꼭꼭 씹어 천천히 먹는 연습을 한다.
- 야식을 끊는다. 야식은 장뿐만 아니라 간에 무리를 준다.
- 평소 지병으로 복용하는 약(당뇨, 혈압 등)이 있다면 해독요법 중에는 잠시 복용을 끊고, 해독이 끝난 이후에 다시 복용하는 것이 좋다.
- 식사 중에는 국물이나 물을 적게 먹는 것이 좋다. 국, 찌개 등을 통해 식사 중에

물을 많이 마시는 습관은 위산을 묽어지게 만들어 소화기능을 떨어뜨리고 이는 장과 간, 신장에 부담이 된다.

찬물이나 찬 음료가 아닌 미지근한 물 마시기

해독 진행 중에는 절대 찬물을 마시면 안 된다. 이는 해독을 하기 며칠 전부터도 적용된다. 많은 사람들이 평소 얼음을 넣은 찬 음료를 즐겨 마시고 물도 냉장고에 보관한 찬물을 마시는 경우가 많은데, **찬물을 음용하는 습관은 우리 몸에는 독이나 다름없다.**

우리 몸의 체온은 섭씨 36.5도로 유지된다. 우리 몸의 기관들은 이 체온을 유지하기 위해 계속 일을 하고 있는데, 몸속에 찬물이 들어가는 즉시 각 기관에 비상이 걸린다.

찬물을 마시면 위는 차가워지고 심장은 과열되며 상체가 경직된다. 위에서 분해가 덜 된 음식물로 인해 간과 장에도 연쇄적으로 무리가 간다. 장운동이 잘 되지 않고 대장 벽에 숙변이 생긴다. 전반적으로 독소가 잘 퍼지는 체내 환경이 되어가는 것이다.

해독 도중은 물론이고 해독을 하기 며칠 전부터는 찬물을 절대 마시지 말고 미지근하거나 따뜻한 물을 마셔야 한다.
해독 후에도 찬 물이나 음료를 마시는 습관을 줄이는 것이 좋다.

또한 따뜻한 물을 식사 도중이나 직전, 직후가 아닌 식간에 조금씩 자주 많이 마시는 것이 도움된다.

244

2. 17:00~18:00 해독 시작하기

해독 4시간 전부터 금식하기

해독 몇 시간 전부터 몸을 가볍게 하고 식사도 아주 가볍게 해야 한다.

'16시간 동안 굶을 테니 먹어두자'는 생각으로 과식하거나 자극적인 음식을 먹게 되면, 막상 해독을 진행할 때 몸이 매우 힘들어한다. 오히려 소화되지 않은 음식을 토할 수도 있으니 주의가 필요하다.

반드시 순하고 가벼운 음식만 섭취하고 되도록 금식하는 것이 낫다. **해독 시작 최소 4시간 전에는 어떠한 음식도 입에 넣지 않도록 한다.**

정신의 해독도 함께

먼저 체질량지수(BMI), 체온 등을 확인한다. 해독 후 체질량지수 변화를 확인하기 위해서이다. 그런 다음 부드러운 소재로 몸을 압박하지 않는 편안한 옷차림을 한다. 이때 가급적 속옷도 입지 않는 것이 편하다. 몸을 비울 때 화장실을 자주 드나들 수 있기 때문이다.

기관에서 전문가의 안내에 따라 진행하는 경우, 이때 각자 휴대폰도 모두 반납하도록 안내한다. 해독을 진행하는 16시간 동안은 머리와 정신을 딴 데 쓰는 것조차도 독이 된다. 해독을 할 때는 오로지 해독만 할 수 있도록 환경을 조성하고, 방해하는 것들을 멀리해야 한다.

그리고 이때부터 실내 온도를 높여 바닥과 공기를 따뜻하게 해줘야 한다.

〈준비 사항〉

- 4시간 전에 가벼운 식사 혹은 금식
- 신체 압박이 없는 편안한 옷으로 갈아입기
- 체질량지수(BMI) 측정하기
- 실내를 따뜻하게 하기

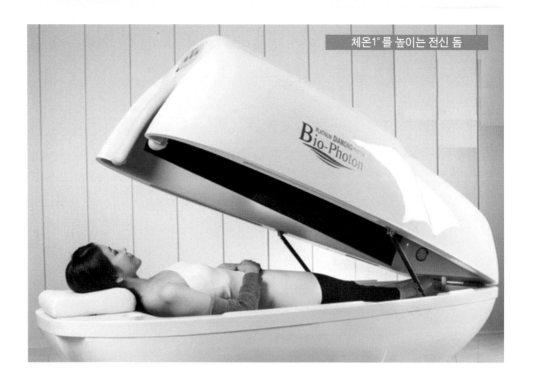

체온1°를 높이는 전신 돔

3. 18:00부터~ 장 비우기

장을 비워야 다른 장기도 해독된다

오후 6시가 되면 먼저 장을 비우는 것부터 시작한다.

장은 우리 몸의 하수 처리장 역할을 하는 장기다. 이곳에는 무수히 많은 오염물질과 노폐물이 가득 차 있다. 어쩌면 대부분 질병이 장에서 비롯된다 해도 틀린 말이 아니다.

장에서 지속적으로 독소가 혈관을 타고 다른 장기를 침범한다. 간도 장과 연결되어 있어 장을 먼저 깨끗하게 해야 간이 청소될 수 있는 것이 이치다.

그래서 장은 해독의 첫 번째 관문이다. 장을 비우지 않고는 정상적인 해독이 되었다고 말할 수 없다. 장을 놔두고 혹 간만을 비우기를 한다든지, 다른 특정 장기의 비움을 한다면 이는 모두 실수를 범하는 것이다.

장을 비워내는 것은 모든 해독의 시작이다. 해독을 시작하면 반드시 장부터 비워야 한다.

4. 18:10~20:00 [비움 3시간 경과] 따뜻한 물 마시기, 체온 올리기

물은 천천히, 자주, 충분히 마셔라

장을 비우는 작업을 하고 30분 후부터는 따뜻한 물을 마시기 시작한다. 물은 다음과 같은 요령으로 마신다.

〈물 마시는 요령〉

- 장 해독 후 30분 후부터 마신다.
- 너무 뜨겁지 않은 따뜻한 물을 마신다.
- 한 번에 최소 한 컵 이상 마신다.
- 하루 종일 마시는 물의 양은 4리터 이상을 권장한다.
- 급히 마시지 않고 천천히 마신다.
- 정수기 물보다는 생수를 권한다.

물에는 어떠한 것도 첨가하지 않는 것이 좋으나, 해독에 도움되는 것으로 검증받은 것이라면 전문가의 안내에 따라 진행하는 것이 필요하다.

해독에는 온열이 반드시 필요

이후 편안한 자세로 누워 전신 온열을 한다.

온열은 먼저 배부터 한다. 장을 가장 먼저 비움을 시작하였으니 배부터 온열을 하며, 이후 전신으로 확대하여 온열을 해준다.

바닥 온도를 올린 따뜻한 실내에서 몸에 땀이 흠뻑 젖을 때까지 쉰다. 이때 땀을 흘린 양보다 많이 따뜻한 물을 계속 마셔줘야 한다. 덥다고 해서 찬 공기를 쐬거나 찬 곳에 있으면 안 된다.

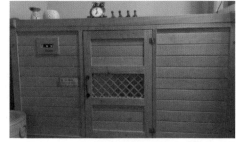
원적외선을 이용한 디톡스 스파

온열을 하면서 잠을 청해도 괜찮다. 혹은 해독에 관한 교육을 듣거나 깨달음의 시간을 갖는 것도 좋다.

〈온열 하는 요령〉

- 복부를 먼저 따뜻하게 한다.
- 이후 전신의 온열을 시작한다.
- 땀을 흘릴 정도로 충분히 열을 올린다.
- 찬 공기를 쐬지 않는다.
- 잠을 청하거나 휴식을 취한다.

장 비우기
⇨ 30분 후부터 따뜻한 물 마시기
⇨ 온열 요법 실행하기

5. 20:00부터~ 신장 비우기

몸이 따뜻해야 신장을 해독할 수 있다

장을 비우고 온열을 2시간 동안 진행하고 나면 장은 지금 한창 비우기를 위한 전쟁 중이라 보면 된다. 배에서 소리가 들리고 살살 아픈 신호가 발생한다.

그리고 몸에 열과 충분한 양의 따뜻한 물이 유입되었기 때문에 신장이 일을 할 수 있는 대기 상태에 놓여 있게 된다.

이때 신장의 비움을 시작한다.

장과 마찬가지로 신장도 매우 중요한 해독의 장기다. 몸에 열과 충분한 양의 물이 들어갔어도 소변이 당장 그리 많이 나오지 않았던 것은 신장이 계속 일을 하고 있었기 때문이다.

일반적으로 해독을 할 때 신장까지 비우는 경우는 그리 많지 않다. **해독을 했는데 부작용이 발생하거나 해독이 충분히 되지 않아 실패하는 이유 중 하나는 신장을 제대로 해독하지 못했기 때문인 경우가 많다.**

신장도 해독하게 되면 이는 매우 훌륭한 해독에 속한다.

평소 몸의 체온이 많이 떨어져 있으면 신장이 빨리 고장 난다. 그런데 현대인은 과거보다 체온이 많이 떨어져 있어 신장질환자가 많은 것이다.

따라서 **체온을 올릴수록 신장은 좋아진다.** 그래서 해독과정에는 신장 해독도 반드시 필요하다. 신장을 비우지 않고는 진정한 해독이 될 수 없다.

장 비우기

⇨30분 후부터 따뜻한 물 마시기

⇨온열 요법 실행하기

⇨신장 비우기

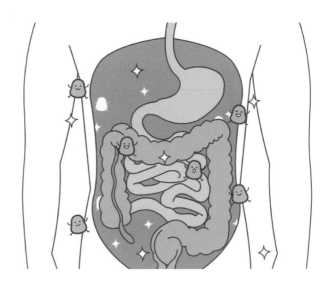

6. 20:10~22:00 [비움 5시간 경과]
가벼운 운동으로 전신 이완하기

마사지와 스트레칭으로 풀어주기

신장을 비우기 시작함과 동시에 이제는 가볍게 몸을 움직이는 시간이다.

해독 중에 무리한 운동을 하는 것은 오히려 역효과가 나타날 수 있으니 가벼운 스트레칭이나 요가를 하는 것이 좋다.

몸의 이완을 위해서는 '프롭'이라는 도구를 사용하면 효과적이다. 프롭이란 둥근 목침 모양의 나무로 만든 도구로서 전신 지압을 하는 데 쓰인다.

장과 신장의 해독이 진행되고 몸을 따뜻하게 하고 난 상태에서 도구를 사용해 지압과 마사지를 하면, 처음에는 통증이 느껴질 수 있다. 하지만 같은 부위에 반복적으로 계속 해주면 통증이 서서히 사라지고 시원함이 느껴진다.

프롭 도구를 사용한 운동은 혼자서도 가능하므로 익혀두면 유용하다. 뭉친 근육을 푸는 데 좋으며 혈액 순환을 도와 전신 건강을 이롭게 하는 효과가 있다.

따뜻한 물을 끊임없이 마시기

지압을 하고 난 후에는 잠시 휴식을 취하고 가벼운 요가를 시작한다. 요가 역시 근육이나 관절에 무리를 주는 어려운 동작을 하기보다는 전신 스트레칭 위주의 가벼운 동작들을 하면 된다.

이미 몸에 열이 가득하므로 몸에 유연성이 생겨 요가를 해도 그리 무리가 되지 않을 것이다.

틈틈이 계속 따뜻한 물을 마셔주는 것도 중요하다. 해독요법을 하는 도중에는 따뜻한 물의 공급을 멈춰서는 안 된다.

물을 자주 마셔줘야 계속 소변을 통해 비워내면서도 소변과 땀으로 배출되는 수분을 보충해줄 수 있다.

독소가 배출되기 시작

이쯤 경과하면 대변의 배변이 시작되는데, 묽은 변이나 설사 같은 변이 배출되는 것이 특징이다. 물론 개인차는 있으나, 묽은 변을 보는 것은 해독이 정상적으로 진행되고 있다는 의미다.

이 대변은 참을 수도 없거니와 참아서도 안 되니 계속 자연스럽게 배변을 하면 된다.

이때의 무른 변은 평소 탈이 나서 하는 설사와 성질이 조금 다르다. 몸속 독소가 배출되는 것이기 때문이다.

주의할 점은, 배변할 때 자신의 대변 냄새를 들이마시지 말고 가급적 곧바로 물을 내리며 변기 뚜껑을 닫아야 한다. 이 냄새도 모두 독소 성분이기 때문이다.

장 비우기

⇨30분 후부터 따뜻한 물 마시기

⇨온열 요법 실행하기

⇨신장 비우기

⇨가벼운 스트레칭과 지압하기 + 물 마시기

⇨무른 변 보기

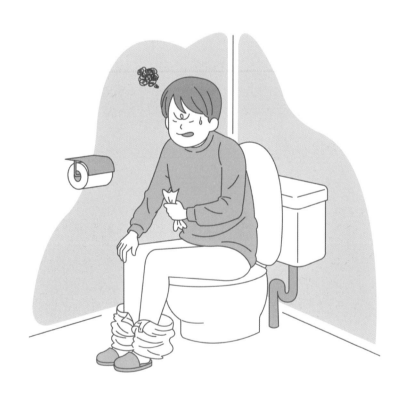

7. 22:00부터~ 간 비우기

해독의 마지막은 간 해독

마지막으로 간의 해독이 진행된다. 장과 신장의 해독이 한창 진행되면서 간에서 처리했던 몸 안의 많은 독소를 배출하는 시간이다.

장, 신장과 달리 간에는 많은 중금속 독소가 있다. 이 중금속을 자주 빼내야 진정한 건강을 되찾을 수 있다.

몸속 중금속을 해독하는 것은 해독요법에서 가장 중요한 요소다. 혹 호르몬의 균형에 문제가 있거나 정신적 고통이 크거나 원인을 알 수 없는 많은 질병이 있는 것은 대개 중금속이 주된 원인이다.

이 중금속이 배출해야 하므로 간 해독은 맨 마지막에 이루어진다.

간에서 중금속이 해독되기 위해서는
첫째, 체온을 많이 올려야 한다.
둘째, 따뜻한 물을 충분히 마셔줘야 한다.
이미 이전의 과정들을 통해 이 두 가지 조건이 갖춰진 상태이기 때문에 비로소 간의 중금속이 배출될 수 있다.

간은 인체 전체의 해독의 70%를 책임지는 장기다. 그래서 간의 청소는 해독의 핵심

부분이다. 간을 청소하고 비워야 제대로 된 해독이 되었다고 할 수 있다.

장 비우기
⇨30분 후부터 따뜻한 물 마시기

⇨온열 요법 실행하기

⇨신장 비우기

⇨가벼운 스트레칭과 지압하기 + 물 마시기

⇨무른 변으로 독소 배출하기

⇨간 비우기

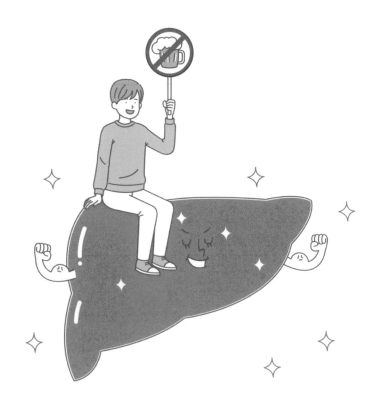

8. 22:10~23:00 [비움 6시간 경과] 간 해독을 위한 안정 취하기

누워 있어야 간 해독이 잘 된다

간 해독과 함께 이제는 누워 있을 시간이다.

간은 전체 혈액양의 30% 이상을 받아 정화, 해독하여 심장으로 보내는 일을 한다. 그런데 간은 서 있을 때와 누워 있을 때의 업무 능력이 달라진다. 서 있을 때보다 누워 있을 때 더 수월히 일을 한다. 서 있을 때는 다리 종아리의 정맥혈을 받느라 간은 무리하게 되기 때문이다.

그래서 간이 약한 사람들은 다리에 쥐가 잘 나고 쉽게 피곤해하는 것을 볼 수 있다. 특히 서서 일을 해야 하는 사람들은 다리에 무리가 되어 혈액이 간으로 가는 것이 수월하지 않아 하지정맥류에 걸리는 경우가 있다.

따라서 **간을 해독할 때는 누워서 휴식을 취함으로써 간이 제 일을 제대로 할 수 있도록 도와줘야 한다.**

쉴 때는 오로지 제대로 쉬어라

누워서 쉴 때는 오직 휴식만 취하는 것이 좋다. TV를 보거나 잡담을 하거나 떠드는 것은 사실은 쉼이 아니다.

고민거리나 골치 아픈 일들을 골똘히 생각하는 것도 쉼이 아니다. 그저 혼자 눈을 지그시 감고 따뜻한 곳에서 가만히 누워 있어야 한다. 생각조차 완전히 비운다.

이전까지의 해독과정에서는 계속 꾸준히 따뜻한 물을 마셔줘야 하지만, 이 한 시간 동안만큼은 물을 마시지 않아야 한다. 간 해독은 지방 분해와 함께 이루어지므로, 지방 분해 과정에서 수분이 방해되지 않게 하기 위함이다.

〈간 해독을 위해 잘 쉬는 법〉

- 물은 1시간 동안 마시지 않기
- 따뜻한 바닥에 편히 누워 쉬기
- 잔잔한 음악이나 명상음악 틀어놓기
- 잡담하거나 떠들거나 다른 일에 신경 쓰지 않기

장 비우기
⇨30분 후부터 따뜻한 물 마시기
⇨온열 요법 실행하기
⇨신장 비우기
⇨가벼운 스트레칭과 지압하기 + 물 마시기
⇨무른 변 보기
⇨간 비우기 + 누워서 안정 취하기

9. 23:00~06:00 [비움 13시간 경과]
숙면으로 해독하기

숙면이 해독 그 자체다

이렇게 6시간의 해독을 모두 마치고 나면 숙면을 취한다. 푸근한 이부자리에 최대한 편한 자세로 잠을 청한다.

해독은 자연적으로 숙면을 유도한다. 그리고 잠은 해독을 원활하게 돕는다.

따라서 잠을 청할 때도 숙면에 방해가 되는 것들은 모두 피해야 한다. 깊은 잠을 위해서는 소등을 하고 빛을 차단해야 한다. 소음도 차단하고, 잘 때만큼은 잔잔한 명상 음악도 끄는 것이 좋다. 모든 환경이 오로지 숙면에 도움이 되어야 한다.

몸에 독소가 가득 차는 이유 중 하나는 잠이 부족해서다. 이런 경우 평소 불면증에 시달리거나, 자주 깨거나, 자고 일어나도 개운하지가 않다.

평소 잠이 부족하고 숙면을 취하지 못하는 현대인이기 때문에 해독을 경험하면 스스로 깜짝 놀랄 정도로 충분한 숙면이 이뤄진다.

〈진정한 해독의 3대 필수요소〉

1. 따뜻한 물
2. 온열
3. 숙면

장 비우기
⇨30분 후부터 따뜻한 물 마시기

⇨온열 요법 실행하기

⇨신장 비우기

⇨가벼운 스트레칭과 지압하기 + 물 마시기

⇨무른 변 보기

⇨간 비우기 + 누워서 안정 취하기

⇨숙면을 통한 해독

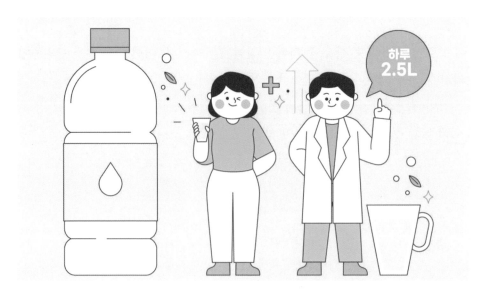

10. 다음날 06:00부터~기상 후 장 비우기

좋은 해독을 하면 탈진현상이 나타나지 않는다

아침 6시에 잠자리에서 일어나면 먼저 따뜻한 물부터 마신다. 그리고 곧 장을 비우는 시간을 갖는다.

전날 금식과 함께 5시부터 해독을 하면서 많은 양의 소변을 보고 대변으로 장도 비워낸 상태이기 때문에 몸이 좀 나른한 것을 느낄 수 있다. 그렇다고 탈진하거나 배가 고파 고통스러운 느낌은 전혀 들지 않는데, 이는 몸속에 가득했던 독소만을 비웠기 때문이다.

독소를 배출하면 몸에 부담이 되거나 무리를 주지 않는다. 몸에 기력도 남아 있다. 이것이 진정한 해독의 경험이다.

이 시간부터는 전날 몸 안에서 미처 다 배출되지 않고 남아 있던 독소를 비우는 시간이다. 전날 대변을 많이 보지 않아 독소 배출이 충분히 이뤄지지 않은 사람의 경우 이때 배변을 한다.

해독과정에서는 평균 10번 이상 대변을 보게 된다. 이때 휴지로 마무리를 하면 항문이 헐거나 상처가 날 수 있으므로 비데로만 약하게 살짝 하는 것이 좋다.

〈바람직한 해독 과정에서 나타나는 현상〉

- 배변을 많이 해도 탈진 증상이나 탈수증이 나타나지 않는다.
- 배가 고프거나 허기지는 느낌이 별로 들지 않는다.
- 나른하긴 하지만 기력이 없거나 에너지가 방전된 느낌이 별로 들지 않는다.

장 비우기

⇨30분 후부터 따뜻한 물 마시기

⇨온열 요법 실행하기

⇨신장 비우기

⇨가벼운 스트레칭과 지압하기 + 물 마시기

⇨무른 변 보기

⇨간 비우기 + 누워서 안정 취하기

⇨숙면을 통한 해독

⇨자고 일어나 장 비우기

비우기 과정 중 진행되는 프로그램 ①

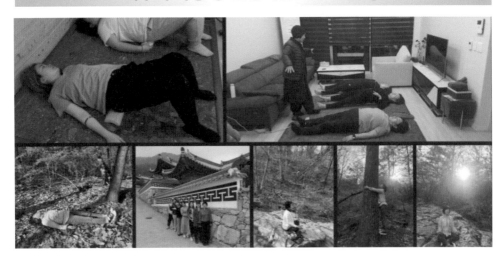

11. 06:10~08:00 [비움 15시간 경과]
가볍게 걷기, 체온 올리기

신진대사 활성화시키기

장의 비움을 마치면 곧 다시 체온 올리기를 시작한다.
몸에 열을 공급받아 땀을 낸다.

이때 가벼운 산책이나 걷기 운동을 한다. 천천히 걸으면서 고개를 들어 심호흡도
해준다. 몸에 맑은 산소를 공급하여 신진대사를 활성화시켜준다.

걷기를 마치면 실내에 들어와 가벼운 스트레칭과 요가를 시행하여 몸을 풀어준다.
프롭 도구를 사용해 가벼운 마사지를 병행하는 것도 바람직한 방법이다.
이것을 모두 마치면 편히 누워 몸을 쉬게 해준다. 이때는 반드시 따뜻한 곳에 누워
있어야 한다.

<u>우리 몸은 독소를 배출하면 몸이 나른해지고 쉬고 싶어진다. 그래서 가급적 따뜻한
곳에서 몸을 편하게 하며 잘 쉬어주는 것이 좋다.</u>

장 비우기

⇨30분 후부터 따뜻한 물 마시기

⇨온열 요법 실행하기

⇨신장 비우기

⇨가벼운 스트레칭과 지압하기 + 물 마시기

⇨무른 변 보기

⇨간 비우기 + 누워서 안정 취하기

⇨숙면을 통한 해독

⇨자고 일어나 장 비우기

비우기 과정 중 진행되는 힐링 프로그램 ②

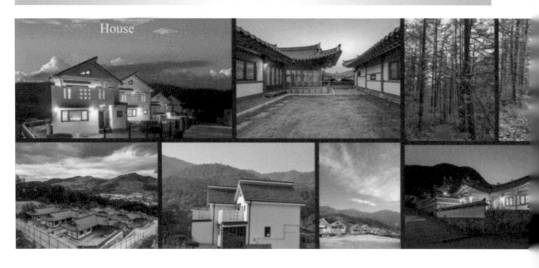

12. 08:00부터~ [비움 16시간 경과] 신장과 간 해독하기

해독의 마지막 과정

오전 8시가 되면 이때 다시 신장을 비운다. 하지만 전날과 달리 신장을 비우고 한 10분 후 곧바로 장의 비움을 시작한다.

전날에는 신장의 비움 이후 2시간 경과 후에 장의 비움을 하였다면 이튿날 아침에는 10분간의 여유 시간 후 곧바로 간장의 비움을 진행하는 것이 차이점이다.

전날과 다른 이유는, 이튿날에는 전날의 독이 많이 빠져 잔여 독소를 빼는 과정이기 때문에 곧바로 간 해독을 할 수 있기 때문이다.

간 해독을 위해서는 전날과 마찬가지로 편히 누워 휴식을 취한다. 이는 간이 마지막 비움을 할 수 있도록 돕는 과정이다.

30분 정도 누워서 쉬지만, 전날과 마찬가지로 배변이 나올 때마다 화장실을 들락날락하면서 바쁘게 움직이게 된다.

그런데 이때는 전날과는 다른 형태의 대변을 보게 된다.

첫날에는 배변 시 검은색 설사 형태의 대변을 보는 경우가 많은데, 이튿날에는 그와 달리 푸른색, 붉은색, 노란색을 띤 작고 둥근 형태의 대변을 확인할 수 있다.

검은색의 무른 대변은 장의 숙변이나 독소 성분이지만, 밝고 다양한 색깔과 둥근 형

태를 갖춘 대변은 중금속 때문이다. 간 해독이 진행되었기 때문이다.

때문에 이러한 색깔과 형태의 대변을 보았다면 해독과정이 성공적으로 진행되었다는 징표와도 같다.

이 과정까지 마치면 드디어 16시간의 해독요법 과정을 모두 마치게 된다.

장 비우기
⇨30분 후부터 따뜻한 물 마시기

⇨온열 요법 실행하기

⇨신장 비우기

⇨가벼운 스트레칭과 지압하기 + 물 마시기

⇨무른 변 보기

⇨간 비우기 + 누워서 안정 취하기

⇨숙면을 통한 해독

⇨자고 일어나 장 비우기

⇨신장과 간 비우기 + 휴식과 배변

266

13. 09:00 해독 마무리하기

나를 위한 16시간

16시간의 해독과정이 마무리되었다.

해독원에 입소한 경우 이때 체질량지수를 다시 한 번 측정하고 안내자와 상담을 하게 된다.

체중을 재보면 대개 1.5~3kg 정도 감량을 확인할 수 있는데, 이는 몸속의 독소가 배출된 것이다. 땀을 흘리고 먹지 않았으니 당연한 것이라고 생각할 수 있으나 실은 그렇지 않다. 16시간 굶는다고 그렇게 빠지지는 않기 때문이다.

해독 후에는 몸속 독소가 많이 빠진 상태이기 때문에 몸이 매우 가볍고 눈이 밝아진 느낌을 체험할 수 있을 것이다.

하룻밤 16시간의 해독을 마치고 나서 첫 점심식사를 할 때는 부드럽고 순한 죽을 소량 먹는 것이 좋다. 조미료나 염분이 들어가지 않은 미역죽, 야채죽, 매생이죽이 좋다. 소식을 권하며 배불리 먹는 것은 피한다. 또한 몸을 따뜻하게 보호하도록 한다.

적어도 2~3일 이내는 육류나 자극적인 음식, 알코올 섭취는 피해야 한다. 특히 당일 술을 마시면 곧바로 설사를 하거나 피부에 트러블이 생길 수 있으니 주의해야 한다.그리고 처음 해독을 하고 나서 2주 내지 한 달 이내에 한 번 더 해독을 하면 훨씬 더 효과적이다.

〈해독요법 직후 주의할 점〉

- 간이 안 된 부드러운 죽으로 식사한다.
- 과식하지 않는다.
- 술, 자극적인 음식, 육류, 기름진 음식을 며칠간 금한다.
- 몸을 따뜻하게 한다.

이거 알아요?

배를 따뜻하게 해야 하는 이유

옛 말에 배를 따뜻하게 하고 머리는 차게 하라는 말이 있다. 이는 과학적으로도 건강의 원리가 반영된 지혜로운 말이다.

배가 따뜻해야 몸속이 따뜻하고, 몸이 따뜻해야 혈액순환이 잘 되며, 해독기능이 정상적으로 작동하기 때문이다.

그러나 현대인은 이와 반대로 생활한다. 머리에는 열이 가득 차 있고 몸은 찬 경우가 많다. 스트레스가 많고 머리에 열감이 많으니 찬 음료를 자주 마시고, 식사도 빨리빨리 한다. 간이 독소들을 해독하기 전에 새로운 독소가 쌓인다. 독소가 쌓이면 위장기능이 약해지고 숙변이 제거되지 못하며 변비도 생긴다.

가공식품 섭취와 빨리 먹는 습관 등 잘못된 식습관과 찬 음료를 자주 마시는 습관은 몸속에 독소가 쌓이게 하고 상체와 머리 쪽에 비정상적으로 열이 생기게 한다. 열이 많은 체질이 아니라 독소가 쌓여 몸이 차가워진 상태라 보면 된다.

복부에 온열을 제공하면 해독이 촉진 된다

배가 찰수록 혈액이 심장에서 사지 끝까지 제대로 공급되지 못하고 순환이 잘 안 된다. 수족냉증, 관절염, 피부의 습진과 아토피 등은 몸속이 차가워져 생기는 질병들이다. 혈액순환은 잘 안 되니 해독도 잘 되지 않고 있는 상태이다.

만성 변비도 배가 찬 데서 오는 질병이다.
이 경우 장에서 흡수되어야 할 수분은 흡수가 덜 되고, 흡수되지 말아야 할 독소는 몸속으로 흡수된다. 그러면 간에는 독이 쌓이고 폐는 건조해진다.

폐가 건조해지면 비염과 호흡기질환, 코골이 등도 생길 수 있고, 호흡기질환은 심장질환으로도 이어진다.

반면 복부가 따뜻할수록 혈액순환이 잘 되어 혈액이 손끝, 발끝까지 원활하게 이루어진다. 또한 간의 혈관을 이완시켜 독소와 찌꺼기가 잘 배출되도록 돕는다. 배가 따뜻해야 위와 장의 기능도 원활해져 간에서 내보낸 독소를 체외로 배출할 수 있다. 따라서 해독을 할 때도 해독 전후로 배를 계속 따뜻하게 해주면 해독요법의 효과를 높일 수 있다.

해독을 진행하기 5일 전부터 반신욕이나 핫팩으로 배를 수시로 따뜻하게 해주도록 한다. 손가락 끝으로 복부를 고루 누르는 복부 마사지를 5분씩 해주는 것도 도움이 된다. 눌렀을 때 아프거나 단단한 부분이 있다면 그 부분에 독이 쌓이고 염증이 있는 것임을 알 수 있다.

7장

해독 후 나타나는
호전반응

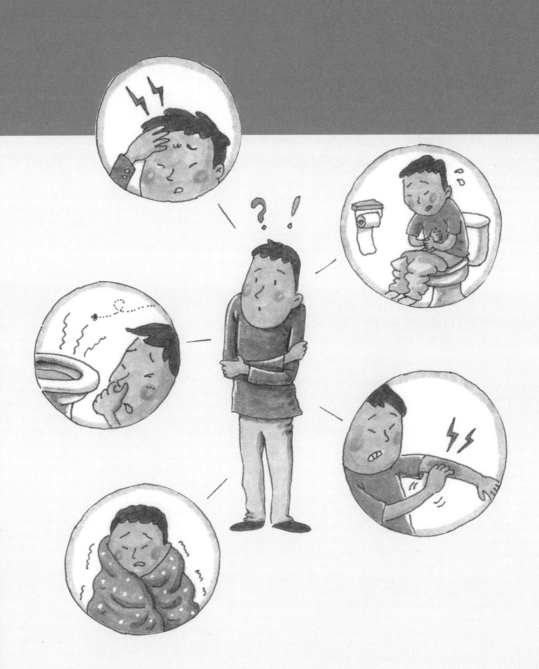

1. 호전반응이란?

사람마다 다른 반응, 어떻게 이해하면 좋을까?

우리 몸에는 독을 청소하고 제거하고 배출하는 장기와 면역체계가 잘 구비되어 있다. 독소가 들어오면 분해하거나 배출하여 항상성을 유지하는 것이 우리 몸의 탁월한 시스템이다. 해독은 우리 몸의 항상성을 정상으로 회복시켜주는 과정이다.

해독이란 평소 정소를 하지 않고 살던 집을 짧은 시간 동안 대청소하는 것이나 마찬가지다. 평소 청소를 하지 않았다면 먼지와 쓰레기로 엉망인 상태일 것이다. 묵은 때는 한 번에 잘 안 빠지니 더 많은 청소가 필요할 것이다.

이렇게 더러운 집을 대청소하는 중에는 집안이 오히려 더 더러워 보이는 게 당연하다.

해독 과정이 바로 이와 같다. 평소 집 상태가 어땠느냐에 따라 청소 시간도 과정도 다른 것처럼, 해독에 따른 반응도 개인차가 매우 클 수 있다.

평소 얼마나 많은 독소를 몸속에 갖고 살았는지 비로소 알 수 있는 지표, 이것이 바로 해독요법 후의 호전반응이다.

개인차가 클 수 있다

해독을 한 후 A는 해독요법 후 몸이 가볍고 눈이 맑아지는 것을 느꼈다. 그러나 똑같은 과정을 했는데도 B는 몸이 더 무겁고 나른함이 크게 느껴졌다.

A의 경우 평소 운동을 꾸준히 하고 규칙적인 식사를 하여 몸속 독소의 해독이 어느정도 이루어졌던 사람이다.

B의 경우 평소 과로를 많이 하고 야식과 불규칙적인 식습관으로 크고 작은 지병이 있었던 사람이다. 때문에 한 번의 해독으로는 독소가 충분히 빠지지 않았을 뿐더러, 해독과정에서 엄청난 양의 독소가 나오면서 일시적으로 몸이 더 안 좋아진 것처럼 느껴질 수 있다.

또 C는 해독요법 직후 몸이 확실히 좋아지는 것을 느낀 데 비해, D는 해독 전이나 후나 별로 다른 점을 느끼지 못했다. 그러다 며칠이 지나고 나서야 몸이 전과 달라짐을 느꼈다.

이 또한 해독반응의 개인차라 할 수 있다. **사람마다 건강 상태가 다르기 때문에 해독에 따른 반응도 다른 것이 자연스럽다.**

호전반응 이해하기

독소가 한꺼번에 배출되면서 몸의 여기저기에서 불쾌감이 느껴지거나 오히려 일시적으로 안 좋아지는 것처럼 느껴지는 현상을 흔히 '명현현상', 혹은 '명현반응' 이라고 부른다. 동종요법 의사인 헤링은 치료가 진행될 때 치료 반응이 몸으로 나타난다고 하여 이를 '치유의 법칙' 이라고도 하였다. 즉 호전되고 있는 몸의 반응이다.

호전반응은 대개 통증과 불쾌감을 동반한다. **독소가 많고 질환이 심각했던 사람일수록 호전현상도 강하게 올 수 있다.**

그렇다고 이 때문에 해독을 중단하거나 포기하면 몸속의 남은 독소를 빼낼 수 없게 되므로 포기하지 않는 것이 좋다.

해독 후 나타나는 몸의 반응이 잘못된 해독으로 인한 부작용인지, 잘된 해독으로 인해 호전되는 과정 중에 일어나는 정상적인 반응인지 면밀히 구별해야 한다.

해독은 원리를 이해하는 게 중요

해독은 단순히 굶는 것과는 다르다.

또 해독 약물 섭취만 한다고 해서 저절로 해독이 되지는 않는다. 해독이 인기를 끌면서 단식원이나 건강센터 등에서 디톡스나 해독의 이름을 붙여 과대광고를 하는 경우도 있는데, 전문가에 의해 해독의 원칙을 지켜 진행되는 것인지 확인할 필요가 있다.

올바른 해독요법을 위해서는 충분한 온열과 충분한 수분 섭취, 충분한 휴식, 해독 전후에 대한 준비와 원리 이해, 건강상태 점검과 개인차에 따른 호전반응 이해 등 전문적인 과정이 뒷받침되어야 한다.

〈좋은 해독으로 인한 정상적인 호전반응〉

1. 탈수증이 오지 않는다.
2. 갈증이 생기지 않는다.
3. 나른하지만 무기력증이 오지 않는다.

〈잘못된 해독으로 인한 부작용〉

1. 탈수증이 온다.
2. 갈증이나 허기가 심해진다.
3. 무기력하고 탈진한다.

2. 두통과 함께 머리가 어지러워요

⇨ 머리의 염증을 제거하려는 면역 신호예요

두통이 일어나는 것은 머릿속 신경과 혈관의 염증을 제거하려는 신호이다. 염증을 제거하려면 먼저 신경의 움직임이 있어야 한다. 그러다 보니 두통이 발생한다.

또 머리가 어지럽다는 것은 머리에 열이 오르고 있음을 나타내는 신호이다. 열은 에너지이다. 모든 에너지는 열을 동반하며 이것을 열에너지라 부른다.

머리에 에너지가 찬다는 것은 두뇌 신경이 활성화 되면서 신경과 혈관이 제 역할을 하여 독이 제거되고 있는 것으로 해석할 수 있다.

알고 보면 감기나 몸살이 났을 때도 두통이 생긴다. 감기 바이러스가 침입했을 때 열이 나고 머리가 아프거나 어지러운 것은 우리 몸이 바이러스와 싸우며 면역 기능을 하고 있다는 증거이다.

해독 후의 통증도 정상적인 면역반응과 동일한 이치라고 할 수 있다.

오히려 이 증상이 지나가면 머리가 맑아지고 개운함을 느끼게 될 것이다. 정상적인 반응이니 기꺼이 견디도록 하자.

머리의 독을 제거할 때 두통이 발생한다.

감기에 걸려 머리가 어지럽고 두통이 심하게 발생 한 후에 상쾌하고 맑아짐을 느끼는 것과 같다.

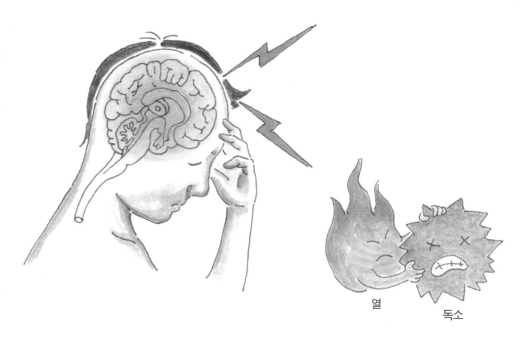

열   독소

3. 속이 메슥거리고 구토가 나요

⇨ 위장에 독소가 많고 위의 기능이 약하다는 신호예요

해독을 하면 가장 먼저 호전되는 것이 위의 소화기능과 위장 기능이다. 위를 잘 청소하는 것은 건강의 첫걸음이자 장수의 신호다.

그런데 해독할 때 구토가 나오거나 속이 메슥거릴 수 있다. <u>**이는 위 속의 독소를 청소하려는 몸의 작용이다.**</u>

즉, 위의 독을 몸 밖으로 배출하려는 호전반응으로 볼 수 있다. 위의 찌꺼기나 독소를 배출하고자 하는 현상이며, 위가 본래의 기능을 회복하려는 작용으로 해석할 수 있다.

위의 기능이 회복되고 강화되면 문제를 해결하기 위해 작동한다. 그것이 바로 구토를 일으키는 반응으로 보면 된다.

속이 메슥거리는 것은 그동안 소화기관에 문제가 있었다는 지표가 된다. 평소 위가 약하거나 궤양, 염증 등 취약한 부분이 있는 경우, 소화가 잘 안 되거나 상습적인 소화불량이 있는 경우 위의 기능이 약해졌다는 뜻이다.

이럴 때 해독을 하면 메슥거리는 증상이 나타날 수 있다. 해독을 통해 위는 본연의 기능을 비로소 회복하는 기회를 얻는다.

4. 설사를 자주 해요

⇨ 장의 독소를 배출하는 대표적인 호전반응이예요

해독할 때 가장 많이 경험하는 증상 중 하나가 바로 설사다.

묽은 설사는 장 점막의 숙변이나 독소, 유해물질을 내보내는 일시적인 현상이다. 이 현상은 대략 1~2일 정도 나타날 수 있다.

처음에는 주로 검은색 변을 보게 된다. 검은색은 장의 독소 성분 때문이다. 만약 노란색, 붉은색, 녹색이 섞여 나온다면 이는 체내 중금속 성분 때문이다.

장의 호전반응도 사람마다 차이가 있을 수 있다.

어떤 사람은 첫날에는 설사가 나오지 않다가 둘째 날부터 나오기도 한다. 이는 평소 아랫배가 찬 경우이다.

어떤 사람은 해독하는 중에는 설사를 하지 않다가 마치고 나서야 다음날 하기도 한다. 이는 평소 장이 차가울 뿐만 아니라 상체가 굳어 있고 혈액 순환도 잘 안 되었던 경우다.

평소 변비가 심했다면 독소가 많이 쌓여 간이 제 기능을 못했을 것이다. 그러면 처음 해독을 했을 때 설사를 하지 못하거나 적게 할 수 있다. 이런 경우 2주 내지 한 달 이내에 해독을 한 번 더 하면 그제야 설사가 나오기도 한다.

따뜻한 물을 많이 마시고 배를 따뜻하게

만약 설사 후 기운이 없거나 눈이 충혈되는 증상이 있다면 따뜻한 물에 소금을 타서 음용하면 좋다. 해독 중에 따뜻한 물을 많이 마시고, 해독이 끝난 후에도 따뜻한 물과 자극적이지 않은 부드러운 음식을 섭취하도록 한다. 무엇보다 배를 항상 따뜻하게 해주는 것이 중요하다.

그러나 제대로 된 해독은 몸속에서 독소를 제거하는 자연스러운 반응이므로 다소 불편할 수는 있어도 몸에 무리를 주지 않는다. <u>설사 후에 장은 매우 건강해지며 속이 깨끗하게 청소되어 면역력이 증가하면서 몸이 빠른 속도로 회복된다.</u>

간 해독 작용으로 인해 간 기능도 개선된다. 그리고 눈이 밝아진다.

이 모든 현상이 숙변이 제거되고 해독이 되었다는 신호이다. 설사 이후 누런 황금색 변을 보게 된다면 이는 제대로 된 착한 해독의 결과임이 증명된 것이라고 할 수 있다.

Tip.

해독과정 중 배변을 할 때는 화장실 창문을 열고 냄새를 되도록 맡지 않도록 하며, 배변 직후 변기 뚜껑을 닫고 물을 내린다. 냄새 속의 독소 성분 흡입을 최소화하기 위해서이다.

5. 피부가 가렵고 발진이 생겨요

⇨독소가 피부를 통해 빠져나오는 증상이에요

해독을 하면서 피부가 가렵거나 발진이 생겼다면 독이 피부로 빠져 나오는 증상이다. 이는 간이 풀어지고 열이 차는 현상이다. 간이 좋아지기 전에 온몸의 독소를 피부를 통해 방출하려는 일시적인 현상이라 할 수 있다.

또한 신장 기능이 약한 사람의 경우 독소가 해독되는 과정에서 신장에 걸려버린 경우라 할 있다.

이러한 증상은 약 5일 이내에는 가라앉게 된다.

혹시 피부에 포진이나 물집 형태가 생겼다면 이는 체내 바이러스나 중금속이 빠져나오는 반응이라 할 수 있다. 일반 독소는 발진 형태로 나타나는 데 비해, 바이러스나 중금속 종류의 더 강한 독소는 포진 형태로 나타나는 경우가 많다.

평소 피부질환이 자주 있었거나 유달리 건성 피부인 경우에는 심한 건조 현상이 발생하기도 한다. 특히 아토피 피부질환 환자의 경우 호전반응이 좀 더 심하게 나타난다. 한 번 일어나면 좀처럼 가라앉지 않고 심한 가려움과 염증까지 나타난다.

아토피 약물치료를 오래 한 경우 리바운딩 현상

아토피 환자의 경우 호전반응이 좀 더 힘들 수 있다.

왜냐하면 아토피 환자들은 장기간 스테로이드제를 복용하고 연고를 바르며 살아온 경우가 많기 때문이다. 이런 경우 스테로이드제를 중단했을 때 부작용이 나타나는데 이를 스테로이드 리바운딩 현상이라고 한다.

리바운딩 현상이란 스테로이드 약물 등으로 인위적으로 억제했던 염증이 스테로이드를 끊으면서 일시적으로 심해지는 현상을 말한다.

증상을 근본적으로 치료했던 것이 아니라 억제하고 감소시켰던 것이 때문에, 약을 중단하거나 해독을 제대로 했을 때 그만큼 호전에 대한 저항과 후유증이 생기는 것이다.

민약 10년 이상 아도피로 병원 치료를 받은 환자라면 5년 이상, 5년 이상 병원 치료를 받았다면 2년, 1년 이상 받았다면 약 3~6개월 간 리바운딩 현상이 나타날 수 있다. 하지만 이 시기를 잘 견딘다면 분명 피부가 회복되고 자신감을 갖게 되니 길게 보면서 꾸준히 해독을 진행해야 한다.

해독으로 인한 피부의 호전반응이 나타날 때 다음과 같은 점에 유의해야 한다.

〈해독 후 피부 호전반응 나타날 때 유의점〉

- 가렵다고 해서 긁는 것은 가급적 자제한다.
- 가려움을 참지 못해 다시 약을 복용하면 오히려 몸속에 독을 또다시 집어넣는 것과 같다. 이는 해독요법에 있어서는 금기사항이다.
- 따뜻한 물을 자주 마신다.
- 피부에 지속적으로 물을 적셔 보습을 해준다.
- 온몸과 배를 따뜻하게 해준다.
- 맵고 자극적인 음식은 절대 먹지 않는다.

호전반응이 지나가고 나면 피부는 안정성을 갖게 되고 오히려 더욱 윤기 나고 건강한 피부를 갖게 된다. 간과 췌장, 신장 기능이 개선되어 안색이 밝아지고 혈색이 좋아진다.

6. 몸에서 심한 냄새가 나요

⇨간 해독기능이 회복되고 있는 중이예요

피부는 유일하게 수분과 지질이 융합되는 장기다. 그만큼 산화되기 쉽고, 독소가 많거나 배출될 때 심한 냄새를 동반하기도 한다. 몸을 자주 씻고 청소해줘야 하는 이유가 여기에 있다.

피부에 서식하는 기생충인 모낭충이 많거나 피지 샘에서 유달리 지질 분포가 많은 사람은 해독 시 지독한 냄새가 발생하기도 한다. 또한 장이나 간이 건강하지 않은 경우에도 악취가 발생한다.

<u>**피부의 청결은 피부 표면만 깨끗하게 관리한다고 되는 것이 아니다.**</u> 몸 안도 깨끗해야 피부가 건강할 수 있다는 걸 잊어서는 안 된다.

그래서 몸속에 독이 많은 경우 해독 시 피부를 통해 많은 노폐물과 불순물이 배출되면서 심한 냄새와 유독가스가 분출하는 것이다.

이 냄새를 본인은 잘 맡지 못할 수도 있지만 주위에 있는 사람들은 코를 찌를 정도로 심하게 알아차리기도 한다.

이때 몸을 씻을 때는 미지근한 물로만 씻어야 한다. 비누나 피부에 자극을 주는 세정제를 사용해서는 안 된다. 비누나 세정제는 오히려 피부의 해독에 반대 작용을 일으켜 해독을 방해할 수 있다.

몸에서 냄새가 나는 것은 간이 회복되고 있다는 뜻이다.

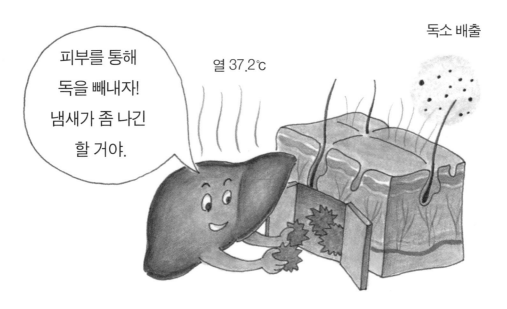

7. 소변에 거품이 있고 냄새가 지독해요

⇨산성화 되어있던 몸이 해독되고 있어요

해독할 때 소변에 거품이 비치거나 지린내가 유독 심하게 난다면 이는 몸 안의 독을 밖으로 배출하여 정화하고 있다는 호전반응이자 정상적인 증상들이다.

오줌에서 나타나는 이러한 현상은 몸 안의 요산이라 불리는 퓨린(Purine) 성분 때문이다.

퓨린은 통풍이나 관절염의 주요 원인이 되는 산성 물질로, 단백질인 아미노산이 배출되지 못해 몸에서 문제를 일으키게 하는 문제다. 이 성분이 몸속에 많이 쌓일수록 몸이 아프고 자주 퉁퉁 붓는 증상이 나타난다. **몸에 요산 수치가 많으면 혈액이 산성화되기 때문에 피로감이나 무기력증에 빠지기 쉽다.**

요산은 평소 과다한 육식 습관이나 흡연, 음주, 과도한 스트레스로 인해 발생되는데 이것이 빠져나올 때 거품이나 냄새를 동반하게 되어 있다.

그래서 해독 후에는 몸이 가벼워지고 정신이 맑아지며 통증이 완화됨을 느끼게 된다. **몸이 산성화되어 있는 사람들일수록 해독을 통해서만 몸을 비로소 건강하게 되돌릴 수 있으므로 해독을 자주 하는 것이 좋다.**

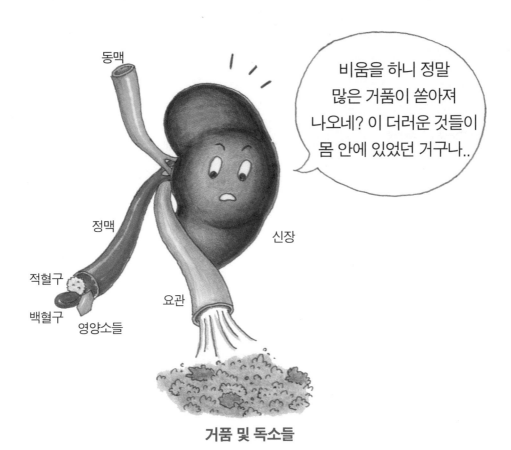

거품 및 독소들

8. 생리기간이 아닌데 하혈을 해요

⇨ 자궁에서 혈액 순환이 되고 있어요

해독 후 생리기간도 아닌데 혈이 비치는 증상이 나타났다면 너무 염려할 필요 없다. 이 또한 호전반응 중 하나이기 때문이다.

현대 여성의 생식기는 많이 병들고 있다. 수많은 오염물질 및 생활 속 환경호르몬의 영향이다. 여성은 생식기가 건강하지 못하면 온몸이 아프기 시작한다. 그래서 여성은 남성보다 더 많이, 자주 해독을 해야 한다.

요즘에는 조기폐경도 증가하고 있는데, 조기폐경은 이후 다양한 여성 질환을 불러일으키기 때문에 큰 문제가 아닐 수 없다. 조기폐경은 간단히 말해 여성의 자궁이 차가워졌다는 것을 의미한다. 자궁이 차가워지면 평소 몸이 차고 생식기에서는 비정상적인 안 좋은 냄새가 나며 극심한 생리통을 호소하는 경우가 많다.

이런 경우 해독을 하면 차가웠던 자궁이 따뜻해지면, 차가웠던 시간 동안 뭉치고 굳어져 더러워진 혈액이 몸 밖으로 쏟아져 내린다. 이것이 하혈 현상이다.

그래서 **해독 후 하혈을 한다는 것은 자궁이 따뜻해져 혈액 순환이 원활히 이뤄졌다는 신호이다.** 이후 생리가 정상적으로 다시 시작되기도 하고, 온몸은 물론 손발이 따뜻해진다. 해독 후의 하혈은 여성 자궁의 건강 회복을 알리는 좋은 신호라 볼 수 있다.

9. 하품이 나오고 잠이 쏟아져요

⇨우리 몸의 청소부가 일을 하고 있어요

해독 후 일상생활에 지장이 있을 정도로 잠이 쏟아진다고 호소하는 분이 있다. 탈진은 아닌데 몸이 나른해진다. 책상에서 꾸벅꾸벅 졸기 일쑤다.

그러나 이는 독소로 인한 피로감과는 조금 다르다. 해독으로 잠이 쏟아진다면 이는 몸을 청소하려는 면역 반응이라 보면 된다. 몸을 깨워 청소시키려는 면역시스템이 가동하고 있는 것이다.

면역은 우리가 잠들 때 깨어나서 일을 하는 청소부다. 거리의 더러운 쓰레기를 열심히 청소하는 것과 같다. 새벽에 청소부들이 밤 사이 더러워진 거리의 쓰레기를 청소하는 것과 같다. 면역의 과립구가 이러한 역할을 한다.

그래서 평소 늦게까지 잠들지 않거나 잠이 부족한 사람들은 몸에 독소가 많고 만성 피로에 찌들어있는 경우가 많다. 피로라는 것은 피로 물질이 몸에 가득하다는 것이며 이 모든 것이 노폐물인 독소다. 잠을 충분히 자면 몸이 개운하고 활기 찬 이유가 여기에 있다.

해독 후 잠이 쏟아진다면 시간을 할애해서 충분히 자야 한다. 하루 이틀 만이라도 충분히 숙면하고 잘 쉬면 에너지가 충전됨은 물론 몸이 가벼워지는 것을 느낄 것이다. 이것이 몸이 청소되었다는 증거다.

10. 오한과 몸살 기운이 있어요

⇨ 체온을 올려 독을 배출하는 반응이예요

해독 진행 중이나 진행 후에 오한이나 몸살기운이 나타나는 사람들도 있다.

해독으로 몸속의 많은 독을 밖으로 배출하면 우리 몸은 체온을 유지하려는 항상성을 작동시키게 된다. 그래야만 많은 독을 빠른 시간 내에 밖으로 배출할 수가 있기 때문이다.

해독 후 몸살이 나타났다면 이는 몸 안에 매우 많은 독소가 있었다는 증거다. 독이 빠져나가게 하기 위해 우리 몸이 체온을 높이는 일을 하는 것이다.

그래서 해독 후의 가벼운 오한은 정상적인 호전반응 중 하나다.

이때는 몸을 더 따뜻하게 감싸주고 보호해줘야 한다. 몸을 차갑게 하면 독이 밖으로 배출되다가 멈춘다. 몸에 열을 계속 공급하고 따뜻한 물을 조금씩 자주, 하루 4리터 이상 마셔야 한다. 또한 잠을 충분히 자고 안정을 취해야 한다.

해독 시에는 몸에 열을 공급해주는 것을 반드시 염두에 두어야 한다. 해독요법 도중에는 물론이고 해독을 마치고 나서 일상생활을 할 때도 몸을 따뜻하게 해야 한다.

오한을 동반한 몸살이 있은 후 몸은 한결 가벼워지고 청결해졌음을 느끼게 된다. 그만큼 몸의 독소가 완전히 청소되었다는 증거다.

11. 나른하고 기운이 없어요

⇨쉼을 통해 에너지를 충전시키려는 몸의 반응이예요

평소 자주 피곤하고 기운이 없다면 쉼을 가지라는 몸의 신호라 할 수 있다. **몸의 에너지를 많이 사용했으니 재충전을 하라는 반응이다.**

하지만 대부분의 사람들은 이를 무시하고 더 열심히 일하고 뛰어다닌다. 그래서 병이 생기고 면역력이 떨어진다.

우리 몸은 사용한 만큼 에너지를 충전해줘야 한다. 에너지는 음식을 통한 영양으로만 가능하다. 반드시 섭취해야 할 필수 영양소가 있는데 이를 무시하면 무시한 만큼 대가를 반드시 치러야 한다. 큰 질병으로 나타나고 나면 너무 큰 대가를 치러야 하거나 너무 늦었을 수 있다.

해독 후 나타나는 나른함과 무기력증은 우리 몸의 마지막 경고와도 같다.

이때는 모든 것을 내려놓고 쉼으로 충전을 해야 한다. 그리고 에너지를 얻기 위한 양질의 영양분을 공급해야 한다. 그래야 건강의 문에 더 빨리 다다를 수 있다.

쉼을 통한 충전이 늦게 가는 것처럼 보이지만 잘 사는 지름길임을 잊어서는 안되겠다.

해독 직후 간 수치가 나빠진 건 부작용인가요?

해독을 경험한 분들 중에 해독 후 통증이 있거나 각종 불편한 증상들이 나타나는 것을 부작용으로 생각해 해독을 두려워하는 분들이 있다.

그러나 제대로 된 해독요법은 거의 대부분 호전반응을 일으킨다. 이는 몸속의 독소가 빠져나가는 과정 중에 일어나는 일이다.
그중 하나가 간 수치다. 해독 다음날 병원에서 검사를 했는데 간 수치가 안 좋게 나왔다며 걱정을 하는 분들도 있다.

해독을 자주 해주어 몸이 점차 호전되는 것을 살펴보라

그러나 이는 당연한 과정 중 하나이다.
왜냐하면 해독을 통해 몸에서 독소가 쏟아져나가는 과정에서 미처 다 빠져나오지 못한 독소들을 간이 처리하느라 간 수치가 일시적으로 올라간 것이기 때문이다.

해독 후 배출된 녹색 색깔의 대변 성분을 조사한 한 연구에서는 대변 속 물질이 콜레스테롤과 중금속 등이었음을 알아낸 바 있다. 즉, 해독 과정에서는 독소가 쏟아져 나오는 중이라는 것을 알 수 있다.

이런 경우 해독 직후가 아닌 약 한 달쯤 후에 수치를 다시 측정해볼 것을 권한다. 또한 그동안 몸속에 독소가 많이 있었다는 반증이기도 하므로 해독을 자주 해주는 것이 좋다.

내 몸의 건강, 내가 지킨다

해독의 진정한 의미

이 책은 해독의 원리와 구체적인 방법에 대한 모든 것을 알려주기 위한 책이다. 이 책에서 설명하는 해독요법은 그동안 '디톡스' 나 '해독' 이라는 이름을 걸고 상업적으로 이용해오던 단순한 다이어트식 건강법과는 다르다.

당신이 해독에 대해 관심을 갖게 된 이유는 무엇인가?
단기간에 체중을 줄일 수 있다고 해서?
몸에 좋다는 이유로?
건강해지고 싶어서?
혹은 그동안 수많은 처방약과 시술로 힘들었던 치유와 건강을 위해서?

만약 당신이 쉽고 빠르게 증상과 질환을 없애는 방법을 알고 싶거나, 단 며칠 만에 살 빼는 기적의 방법을 궁금해 하는 사람이라면, 이 책은 쉽게 답을 줄 수 없을지도 모른다.

그러나 만약 당신이 궁극적인 치유와 건강의 원리를 체득하기 위해 해독을 알고자

하는 사람이라면, 이 책은 그 해답에 대한 가장 진솔한 이야기를 들려줄 것이다.

당신은 어느 쪽인가?

어쩌면 당신이 진정 원하는 것은 빠른 지름길로 질병과 고통을 없애는 것이 아니라, 온갖 의료적 처치와 약으로도 답을 찾을 수 없었던 진짜 건강의 길일지도 모른다. 눈 가리고 아웅 하는 식의 증상 억제가 아니라, 내 몸의 정상적인 면역기능과 해독기능이 제대로 작동하게 만들어 더 이상 약을 달고 살지 않아도 되는 궁극적 치유의 길 말이다.

한마디로 그동안 당신이 질병으로 고통받고 있었던 것은 약을 덜 먹어서도, 병원을 덜 다녀서도 아니다.
당신의 몸은 그지 너무 많은 독을 감당하지 못하고 있었던 것이다. 그 독을 덜어내주기만 하여도 몸은 치유능력을 작동시킬 텐데 말이다.

해독요법을 안내하다 보면 해독이 의외로 쉽고 편안한 것이 아님을 알고 놀라거나 중도포기하거나 겁을 내는 분들도 종종 만나게 된다. 해독으로 인해 몸속의 너무 많은 독소가 빠져나가는 과정에서 호전반응이 나타나는데, 이 반응들이 불편함을 동반하다 보니 그 불편함에서 얼른 벗어나고 싶어하기도 한다.
심지어 다시 약을 찾기도 한다. 혹은 하루나 이틀 해독을 하고 나서는 다시 원래 생활로 돌아가 몸속에 독소를 가득 쌓기도 한다.
또 어떤 분들은 자신은 온갖 종류의 건강요법을 다 해봤다면서 해독을 일회성 체험 정도로 여기기도 한다. 때로는 해독요법에 반드시 필요한 요건을 갖추지 않은 잘못된 방법의 해독만을 경험하여 오해를 하기도 한다.

만약 지금까지 해독에 관하여 잘못 알고 있었거나 해독의 일부분만 알고 있었던 분이라면, 이 책을 따라오면서 해독에 대해 새로운 인식이 생겼을 거라 생각한다. 그 결과로 '이제는 나도 제대로 된 해독요법을 시도해봐야겠다' 는 용기와 결심이 생겼을 것이다.

거듭 말하지만 해독요법은 현대 의학을 부정하는 것도 아니고, 어느 하나의 치료방법만이 옳다고 주장하는 것도 아니다.

해독은 내 몸을 독소로부터 자유로운 원래의 상태로 되돌려 본연의 치유와 해독능력을 촉진시키는 데 그 의미가 있다.
해독은 마치 갓 태어난 아기가 엄마 뱃속에서 열 달 동안 쌓은 태변을 남김없이 배변하고 순수한 자연 상태에서 삶을 새로이 시작하는 것과도 같다.

해독은 독에 찌들어 있던 당신의 몸에게 스스로 싸워 이길 수 있는 자생력을 주는 기회와도 같다.

당신이 해독을 통해 진정한 치유와 회복의 길에 들어서길 바란다.

참고도서

닥터 디톡스 / 이영근 · 최준영 / 소금나무
먹거리로 높이는 자연치유력 / 이쿠타 사토시 / 성안당
비움 / 박정이 / 휴먼네이처
의사가 당신에게 알려주지 않는 다이어트 비밀 43가지 / 이준숙 / 모아북스
최강의 해독법 / 마키타 젠지 / 코리아닷컴마인드
디톡스 15일 / 오상민 / 이답매일
쌓이는 몸속 독소 배출하기 / 야시로 아키라 / 정진라이프
내 몸 속 청소하기 / 브랜다 왓슨 / 상상미디어
1박 2일 디톡스 / 박준상 / 라온북
뱃살빼기 무작정 따라하기 / 박호윤 / 길벗
독소의 습격, 해독 혁명 / EBS〈해독, 몸의 복수〉제작팀 / 지식채널
이유 없이 아프다면 식사 때문입니다 / 미조구치 도루 / 카시오페아
독소 배출 / 장량두오 / 태웅출판사
서재걸의 해독 주스 / 서재걸 / 맥스메디아
의사의 거짓말 42가지 / 이시이 히카루 / 성안당
한국인의 간 디톡스 / 김경원 / 나무,나무
나를 살리는 생명 리셋 / 전홍준 / 서울셀렉션
당신의 마지막 다이어트 / 정상원 / 휴엔스토리
월간 건강 다이제스트 2020. 03

언론보도

비만 · 노화 · 장수·· 이 모든게 장에 달렸다 / 매일경제 / 2019.06.19.
장이 안 좋으면 치매 잘 걸려요 / 매일경제 / 2019.02.13.
이유 없이 붓고 아프다면?..만병의 근원 '염증' 의심 / 매일경제 / 2019.04.03.
한국인 죽음 재촉하는 만성질환·· 예방의 핵심은 '매일 먹는 영양소' / 조선일보 / 2022.05.18.
4차 산업혁명 신기술 입고 더 똑똑하게 환자 지킨다 / 동아일보 / 2019.04.03.
비타민 Vol.83
헬스조선 2017 3월호
헬스조선 2017 5월호
주간경향 2020. 10. 26. 1399호
국민건강보험공단 2010 146호

당신이 생각한 마음까지도 담아 내겠습니다!!

책은 특별한 사람만이 쓰고 만들어 내는 것이 아닙니다.
원하는 책은 기획에서 원고 작성, 편집은 물론,
표지 디자인까지 전문가의 손길을 거쳐
완벽하게 만들어 드립니다.
마음 가득 책 한 권 만드는 일이 꿈이었다면
그 꿈에 과감히 도전하십시오!

업무에 필요한 성공적인 비즈니스 뿐만 아니라 성공적인 사업을 하기 위한
자기계발, 동기부여, 자서전적인 책까지도 함께 기획하여 만들어 드립니다.

함께 길을 만들어 성공적인 삶을 한 걸음 앞당기십시오!

도서출판 모아북스에서는 책 만드는 일에 대한 고민을 해결해 드립니다!

모아북스에서 책을 만들면 아주 좋은 점이란?

1. 전국 서점과 인터넷 서점을 동시에 직거래하기 때문에 책이 출간되자마자 온라인, 오프라인 상에 책이 동시에 배포되며 수십 년 노하우를 지닌 전문적인 영업마케팅 담당자에 의해 판매부수가 늘고 책이 판매되는 만큼의 저자에게 인세를 지급해 드립니다.

2. 책을 만드는 전문 출판사로 한 권의 책을 만들어도 부끄럽지 않게 최선을 다하며 전국 서점에 베스트셀러, 스테디셀러로 꾸준히 자리하는 책이 많은 출판사로 널리 알려져 있으며, 분야별 전문적인 시스템을 갖추고 있기 때문에 원하는 시간에 원하는 책을 한 치의 오차 없이 만들어 드립니다.

기업홍보용 도서, 개인회고록, 자서전, 정치에세이, 경제 · 경영 · 인문 · 건강도서

모아북스 문의 0505-627-9784
MOABOOKS

모아북스의 건강 도서 목록

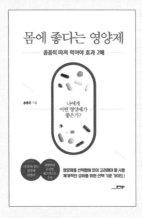

몸에 좋다는 영양제

아직도 우리 주변에는 영양제를 먹지 않을 뿐만 아니라 관심조차 없는 사람이 많다. 영양제에 대한 그릇된 인식이 퍼져 있는 탓이기도 하지만, '건강만큼은 자신 있다'며 자기 건강을 과신하는 데서 오는 착각 때문이기도 하다. 이에 안전하고 효과적인 영양제 섭취법과 영양성분에 대한 정보를 안내하고 있다.

송봉준 지음 | 320쪽 | 값 20,000원

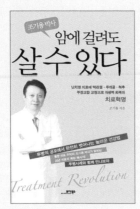

암에 걸려도 살 수 있다

'난치성 질환에 치료혁명의 기적' 통합치료의 선두 주자인 조기용 박사는 지금껏 2만 여명의 암환자들을 통해 암의 완치라는 기적 아닌 기적을 경험한 바 있으며, 통합요법을 통해 몸 구조와 생활습관을 동시에 바로잡는 장기적인 자연면역재생요법으로 의학계에 새바람을 몰고 있다.

조기용 지음 | 255쪽 | 값 15,000원

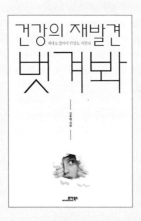

건강의 재발견 벗겨봐

지금까지 믿고 있던 건강 지식이 모두 거짓이라면 당신은 어떻게 하겠는가? 이 책은 건강을 위협하는 대중적인 의학적 맹신의 실체와 함께 잘못된 건강 정보에 대해 사실을 밝히고 있다.

김용범 지음 | 272쪽 | 값 13,500원

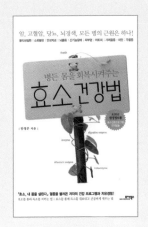

효소 건강법

당신의 병이 낫지 않는 진짜 이유는 무엇일까?병원, 의사에게 벗어나 내 몸을 살리는 효소 건강법에 주목하라! 효소는 우리 몸의 건강을 위해 반드시 필요한 생명 물질이다. 이 책은 효소를 낭비하는 현대인의 생활습관과 식습관을 짚어보고 이를 교정함으로써 하늘이 내린 수명, 즉 천수를 건강하게 누리는 새로운 방법을 제시하고 있다.

임성은 지음 | 264쪽 | 값 12,000원

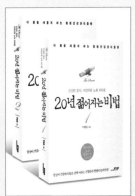

20년 젊어지는 비법 1, 2

한국인들의 사망률 1, 2위를 차지하는 암과 심장질환은 물론 비만, 제2형 당뇨, 대사증후군, 과민성대장증상 등 각종 질병에 대한 치교정보를 제공, 스스로가 자신의 질병을 치유하고 노화를 저지하여 무병장수하도록 평생건강관리법의 활용방법을 제시하고 있다.

우병호 지음 | 1권 : 380쪽, 2권 : 392쪽
값 각권 15,000원

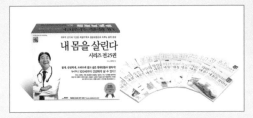

건강 적신호를 청신호로 바꾸는 건강가이드
내 몸을 살린다 세트로 건강한 몸을 만드세요
정윤상 외 지음 | 전 25권 세트 | 값 75,000원

① **누구나 쉽게 접할 수 있게 내용을 담았습니다.** 일상속의 작은 습관들과 평상시의 노력만으로도 건강한 상태를 유지할 수 있도록 새로운 건강 지표를 제시합니다.

② **한권씩 읽을 때마다 건강 주치의가 됩니다.** 오랜 시간 검증된 다양한 치료법, 과학적 · 의학적 수치를 통해 현대인이라면 누구나 쉽게 적용할 수 있도록 구성되어 건강관리에 도움을 줍니다.

③ **요즘 외국의 건강도서들이 주류를 이루고 있습니다.** 가정의학부터 영양학, 대체의학까지 다양한 분야의 국내 전문가들이 집필하여, 우리의 인체 환경에 맞는 건강법을 제시합니다.

평생 병 없이, 약 없이 건강한 몸으로 사는 관리 노하우

해독요법

초판 1쇄 인쇄	2023년 06월 02일
2쇄 발행	2023년 06월 22일

지은이	박정이
발행인	이용길
발행처	모아북스 MOABOOKS

총괄	정윤상
편집장	김이수
관리	양성인
디자인	이룸

출판등록번호	제 10-1857호
등록일자	1999. 11. 15
등록된 곳	경기도 고양시 일산동구 호수로(백석동) 358-25 동문타워 2차 519호
대표 전화	0505-627-9784
팩스	031-902-5236
홈페이지	www·moabooks·com
이메일	moabooks@hanmail·net
ISBN	979-11-5849-211-3 03510